Schriftenreihe Band V/1

Bundesarbeitsgemeinschaft Hospiz e.V. (Hg.)

Ambulante Hospizarbeit.
Grundlagentexte und Forschungsergebnisse zur Hospiz- und Palliativarbeit - Teil 1.

D1662530

Bibliografische Information Der Deutschen Bibliothek
Die Deutsche Bibliothek verzeichnet diese Publikation in der Deutschen Nationalbibliografie;
detaillierte bibliografische Daten sind im Internet über http://dnb.ddb.de abrufbar.

Bibliographic information published by Die Deutsche Bibliothek
Die Deutsche Bibliothek lists this publication in the Deutsche Nationalbibliografie;
detailed bibliographic data is available in the Internet at http://dnb.ddb.de

Bundesarbeitsgemeinschaft Hospiz e.V. (Hg.):
Ambulante Hospizarbeit. Grundlagentexte und Forschungsergebnisse zur Hospiz- und Palliativarbeit - Teil 1.

Wuppertal : der hospiz verlag®, 2004
  (Schriftenreihe der Bundesarbeitsgemeinschaft Hospiz ; Band V. Herausgegeben von: Bundesarbeitsgemeinschaft Hospiz zur Förderung von ambulanten, teilstationären und stationären Hospizen und Palliativmedizin e.V.)

Nachdruck: Dieser Band der Schriftenreihe der Bundesarbeitsgemeinschaft Hospiz, seine Gestaltung, sowie die in ihm enthaltenen Texte, Abbildungen und Grafiken sind durch das Urheberrecht geschützt. Jede Verwertung außerhalb der engen Grenzen des Gesetzes ist ohne vorherige Zustimmung der Rechteinhaber unzulässig und strafbar. Dies gilt insbesondere für Kopien, Vervielfältigungen, Drucke und Einspeicherung in elektronische Datensysteme.

ISBN : 3 - 9 808 351 - 9 - 7

© 2004 der hospiz verlag®
© All rights reserved

Lektorat: Paul Timmermanns
Einbandgestaltung/ Satz: Patricia Eichert, Wuppertal
Druck: Offset Company Wuppertal

Adresse: der hospiz verlag, Gertrudenstr. 15, 42105 Wuppertal,
e-mail: hospiz-verlag@t-online.de - internet: www.hospiz-verlag.de

Erstaufl. 2004

Inhaltsverzeichnis

Seite

5   **Vorwort**

7   **Ehrenamtliche in der Hospizarbeit. Mit aufrechtem Gang trotz schwerem Gepäck**
Von Prof. Dr. Marie-Luise Bödiker

65   **Die Situation von Angehörigen in der häuslichen Sterbebegleitung und ihre Erfahrungen mit Palliative Care**
Von Jörg W. Haslbeck

107   **Hospizlich-palliative Betreuung zu Hause durch Palliative Care**
Von Gabriele Schmidt

115   **Erfolgsfaktoren der Hospizarbeit. Vorrang ambulanter und teilstationärer Betreuung**
Von Prof. Dr. Rochus Allert

118   **SGB V § 39a Stationäre und ambulante Hospiz-Leistungen**

119   **Rahmenvereinbarung nach § 39a Abs. 2 Satz 6 SGB V zu den Voraussetzungen der Förderung sowie zu Inhalt, Qualität und Umfang der ambulanten Hospizarbeit vom 03.09.2002**

4

Vorwort

Die ambulante Hospiz- und Palliativarbeit

Die ambulante Hospiz- und Palliativarbeit ist kaum bekannt in Deutschland. Im Gesundheitswesen wird - wohl auch aufgrund von Finanzierungssystemen - immer noch stark »stationär« gedacht. Nimmt man die Leitlinien der modernen europäischen Hospizbewegung ernst, so finden wir hier den mittlerweile zum gängigen Schlagwort generierten Satz »ambulant vor stationär« bereits vor mehreren Jahrzehnten vorgedacht. Schauen wir auf die in Deutschland in den letzten 15 Jahren entstandenen Hospiz- und Palliativeinrichtungen, so erkennen wir, dass der weitaus größte Teil dieser Dienste ambulant tätig ist.

Und dennoch wird in dem bundesdeutschen Gesundheitswesen kaum von dieser ambulanten Hospizbewegung Kenntnis genommen. So verwundert es nicht, dass die wissenschaftliche Beforschung der ambulanten Hospiz- und Palliativarbeit - und selbst das scheint noch übertrieben ausgesagt - weithin »in den Kinderschuhen steckt«. Und tut sie doch so Not...

Deshalb musste dieser Forschungsband »Ambulante Hospizarbeit. Grundlagentexte und Forschungsergebnisse zur Hospiz- und Palliativarbeit - Teil 1« zur Veröffentlichung gebracht werden. Gleich mehrere Forschungs- und Diplomarbeiten wurden der Bundesarbeitsgemeinschaft Hospiz e.V. in diesem noch weitgehend unentdeckten Forschungsfeld zur Veröffentlichung in ihrer Schriftenreihe angeboten. Sehr gerne greift sie hier mit dieser Publikation im V. Band der Schriftenreihe diese wichtigen Anregungen auf und hofft auf eine weite Multiplikation der Inhalte - nicht nur in den einschlägigen Forschungskreisen.

Inhaltlich wird mit den vier Beiträgen dieses Forschungsbandes der Bogen der ambulanten Hospiz- und Palliativarbeit von der ehrenamtlichen Arbeit über die Angehörigenbegleitung bis hin zu der Gestaltung einer hospizlich-palliativen Versorgung zu Hause gezogen und abschließend durch eine Beforschung der derzeitigen Realitäten ambulanter und teilstationärer Angebote komplettiert.

So werden interessante Ergebnisse hinsichtlich der Einstellungen und Motivationen von Ehrenamtlichen, zu Voraussetzungen und strukturellen »Erfolgsbedingungen« für die Gestaltung ehrenamtlicher Arbeit in Einrichtungen, zu erforderlichen Arbeitsbedingungen und Entlastungen für Ehrenamtliche uvm. dargestellt. Interessant auch hier die Ergebnisse zu benötigten Supervisionen und sonstigen Reflexionsangeboten.

Das Feld der Angehörigenbegleitung fokussiert die Situationen und Erfahrungen von Angehörigen. Hier werden die Gestaltungs- und Veränderungsprozesse in der häuslichen Versorgung auf die Flexibilität der hospizlich-palliativen Begleitung abgestimmt, bevor mit dem nächsten Beitrag die konkrete Gestaltung des Palliative-Care-Weges wieder anhand eines Fallbeispieles konkretisiert wird.

Insgesamt werden mit diesem Forschungsband aber auch interessierte Leserinnen und Leser über den reinen Wissenschaftskreis hinaus angesprochen. Praktiker und Praktikerinnen der Hospiz- und Palliativarbeit werden an vielen Stellen ihre eigene Einrichtung in dem Band wiederfinden und auf interessante Anregungen stoßen.

Wir wünschen diesem ersten Teil des fünften Bandes unserer Schriftenreihe, dass er von den Händen der Wissenschaft an die Menschen in der Praxis gegeben wird, um von dort wieder - versehen mit weiteren Forschungsanregungen und -erfahrungen - an die Wissenschaft zurückgegeben wird.

Der zweite Teil dieses fünften Bandes ist dann der stationären Hospizarbeit gewidmet, denn - in der Hospizbewegung ist der Grundsatz »ambulant vor stationär« eine bereits seit langem gelebte Realität...

Gerda Graf
Bundesarbeitsgemeinschaft Hospiz e.V. - Vorsitzende

Ehrenamtliche in der Hospizarbeit. Mit aufrechtem Gang trotz schwerem Gepäck[1]

Von Prof. Dr. Marie-Luise Bödiker

1. Einleitung

Welche Bedeutung ehrenamtliche soziale Arbeit hat, zeigen Zahlen der Bundesregierung. Danach haben Mitte der 90er Jahre in den beiden großen Kirchen und in deren Wohlfahrtsverbänden zusammen ca. 6,5 Millionen Menschen freiwillig und unentgeltlich gearbeitet. Werden die Freiwilligen aus anderen Bereichen dazugezählt, waren es ca. 18 % oder 12 Millionen Deutsche, die ein Ehrenamt bekleideten. Inzwischen dürften es nicht weniger geworden sein. Ein Blick über die Grenzen allerdings zeigt, dass wir im Vergleich zu unseren europäischen Nachbarn noch durchaus als Entwicklungsland betrachtet werden können: An der Spitze des bürgerlichen Ehrenamts finden sich die Niederlande mit 38 %, Schweden mit 36 % und Großbritannien mit 34 %. [2]

Im internationalem Jahr des »Ehrenamtes« (2000/2001) wurde eine Fragebogenaktion bei MitarbeiterInnen [3] von Hospizdiensten durchgeführt. [4] Es wurden insgesamt 130 Fragebögen an 8 Hospize [5] in Berlin, Brandenburg, NRW, Hessen und Thüringen verteilt, beteiligt haben sich 11 (!) Hospize und 113 Ehrenamtliche, wobei letztendlich 100 Fragebögen in die Auswertung einbezogen werden konnten. D.h. einige Fragebögen kamen nicht zurück. Auf der anderen Seite beteiligten sich aber auch Hospize, die durch LAGs [6] u.a. von der Aktion hörten und selbstkopierte Fragebögen einschickten. Offensichtlich bestand und besteht Interesse an einem Vergleich und einer Auswertung. [7]

Ziel der Untersuchung war es
- ein Profil der freiwilligen MitarbeiterInnen im Hospizdienst zu erstellen,
- die Motive für das Ehrenamt
- sowie die Belastungen dieser speziellen Arbeit zu erfassen.

Um dies annähernd beantworten zu können, wurde ein Fragebogen erstellt, der zum einen demografische Variablen erfasste, und zum anderen nach persönlichen Haltungen und den Wirkungen der Arbeit fragte. Außerdem wurde das Hamburger Burnout-

Inventar angefügt.[8] Es mussten also quantitative wie auch qualitative Daten ausgewertet werden.

2. Demografische Variablen der Befragten

»Hier gibt's fast alles«[9]

Eine Verteilung nach Geschlecht ergab folgendes Bild:

Verteilung der Befragten nach Geschlecht
Männer	14
Frauen	86

86 Frauen und 14 Männer wurden in die Analyse einbezogen. Ehrenamtliche Arbeit, und insbesondere solche, die im sozialen Bereich angesiedelt ist, wird heute noch in der Hauptsache von Frauen getragen, das spiegelt auch die Befragung. Die Mitarbeit der Männer in der Hospizbewegung erstreckt sich im Übrigen vorrangig auf klassisch »männliche« Bereiche, d.h. Arbeiten, die sich im wesentlichen nicht auf einen direkten Kontakt mit Sterbenden beziehen wie auch die Beantwortung von Fragen nach der Dauer der ehrenamtlichen Tätigkeit bestätigen.

Befragte aufgeschlüsselt nach Familienstand
Alleinlebende	32
verheiratet/ mit LebenspartnerIn	57
verwitwet	11

Alleinlebende wie auch Menschen aus festen Lebensgemeinschaften engagieren sich gleichermaßen für dies Ehrenamt; das Klischee von unausgelasteten Alleinstehenden (Frauen), die nach einer »sinnvollen Tätigkeit« suchen, kann für die Hospizbewegung nicht aufrecht erhalten werden.

Befragte aufgeschlüsselt nach Alter
jünger als 30	7
31 - 40	14
41 - 50	28
51 - 60	35
61 - 70	14
über 70	2
SS	100

Die relativ breitgipflige Normalverteilung zeigt einen Schwerpunkt in der Sterbebegleitung bei der Altersgruppe 41 – 60 Jahre [10]. Damit scheint sich dieses »Ehrenamt« nicht allein als ein präventiv-aktiver Ansatz moderner Altenarbeit zu eignen oder die Möglichkeit der Sinnfindung insbesondere für ältere Menschen, sondern eine Freizeitaktivität für viele Menschen unterschiedlichen Alters zu sein. Entwicklungspsychologisch gesehen wird das mittlere Erwachsenenalter als die Zeit angesehen, in welchem sich Menschen nach einer intensiven Familienphase gesellschaftlichen Aufgaben zuwenden.

Erwerbstätigkeit von Ehrenamtlichen in der Hospizarbeit (Angaben in %)
(Vor)Ruhestand	31
arbeitslos	17
berufstätig	49
o.A.	3

Berufstätige und »Nicht im Arbeitsprozess Stehende«, wie (Vor)Ruheständler und Arbeitslose betätigen sich gleichermaßen im Ehrenamt. Auch für diese Gruppe ist es damit keine »Ersatz«-Aufgabe, sondern ein »sinnvolles« Freizeitangebot.

Erwerbstätigkeit v. Ehrenamtlichen in der Hospizarbeit

Berufe im Gesundheitsbereich	36
Berufe im pädagogischen und sozialen Bereich	35
Berufe aus Handwerk und Technik	8
Hausfrauen	6
Berufe aus Wirtschaft und Verwaltung	11
andere	4

- Der Schwerpunkt des Engagements liegt bei Menschen aus dem Gesundheitsbereich und den sozial-pädagogischen Berufen.
- Dabei stellen Krankenschwestern [19] den größten Anteil; werden Nennungen aus dem Altenpflegebereich zugefügt, erhöht sich der prozentuale Anteil noch einmal deutlich.
- Aus dieser Untergruppe rekrutieren sich auch die Jüngeren und diejenigen, die sich der Bewegung zuwandten aufgrund des Erlebens unbefriedigender Zustände in der Krankenpflege und der Versorgung alter Menschen. Sie hofften, innerhalb der Freiwilligenarbeit etwas zu bewegen, was in der beruflichen Arbeit durch äußere Zwänge und Fremdbestimmung nicht möglich war (und ist), gleichzeitig erhoffen sie sich Anregungen für die tägliche Arbeit (vgl. im Kapitel 3). Ob diese Wünsche im Rahmen des Hospizes überhaupt erfüllbar sind, bzw. ob es sinnvoll ist, sich außerhalb des beruflichen Arbeitsfeldes in der Freizeit im ähnlichen Rahmen zu bewegen, ist eine Frage, die noch nicht gestellt wurde (vgl. auch Kapitel 5), insbesondere wenn – was auch schon vorgekommen ist – Hospizmitarbeiter einen Einsatz an ihrem Arbeitsplatz im Rahmen einer Sterbebegleitung übernehmen, was fast unweigerlich – zu Rollendiffusion führen muss.

Die Hospizarbeit

Einsatzorte

Einsatzorte der Ehrenamtlichen

ambulantes Hospiz	82
stationäres Hospiz	13
Palliativstation	5

Als Einsatzorte wurden die drei klassischen Möglichkeiten [11] benannt. Das entspricht auch ungefähr der Verteilung der Einrichtungen in der BRD (an Palliativstationen wurde der Fragebogen offiziell nicht verteilt). Allerdings verwundert die geringe Zahl der Rückmeldungen aus stationären Hospizen. Da die Beteiligung absolut freiwillig war, ist es schwer, Rückschlüsse zu ziehen. Aus den Zusatz-Bemerkungen im Text könnte vorsichtig geschlossen werden, dass die Identifikation und die Zufriedenheit mit dem Tun in ambulanten Hospizen den Befragten größer erscheinen.

»Vom Zeitaufwand kommt es fast einer voll bezahlten Stelle gleich.«

Die Befragung nach Zeiten für Begleitung, Supervision, Fort- und Weiterbildung, geschätzt pro Monat auf ein Jahr bezogen, ergibt folgendes Bild:

Zeitlicher Einsatz

Stunden pro Monat	%
bis 5	8
bis 10	22
bis 15	18
bis 20	25
bis 30	8
> 30	16
unterschiedlich	3

- Der zeitliche Aufwand für das Ehrenamt liegt, wie die Tabelle zeigt, unterschiedlich hoch. Das Bild zeigt eine leicht rechtsschiefe Verteilung mit einem Schwerpunkt zwischen ca. 10 – 20 Stunden. Nach einer anderen Untersuchung werden von den Ehrenamtlichen durchschnittlich 15.3 Stunden pro Monat aufgewendet, mit einer Streuung von 6 bis 27 Stunden. [12] Das spiegelt auch die vorliegende Untersuchung. Es gibt allerdings auch eine Gruppe, die erheblich mehr zu investieren bereit ist. In einer »Jahresbilanz« errechnete eine ehrenamtliche im Ruhestand befindliche Mitarbeiterin, dass sie für die Hospizarbeit mehr Zeit aufgewendet habe als für ihre Familie, was sie selbst als ungewöhnlich und ungewollt bezeichnete. [13]

- Ca. 1600 Stunden wurden durchschnittlich von 100 Freiwilligen allein in der Sterbebegleitung pro Monat geleistet, das sind über 19.000 Stunden für die Gruppe der Befragten im Jahr. Vielleicht handelt es sich hier um eine engagierte Gruppe innerhalb der Hospizarbeit – da die Befragung ebenfalls freiwillig und sicher auch arbeitsintensiv war. Bei einer Hochrechnung mit ca. 11.000 aktiven Hospizmitarbeiterinnen und -mitarbeitern in Deutschland kommt man auf einen Stundeneinsatz von ca. 2.131.200 pro Jahr.

- Bei einem Vergleich zwischen Erwerbstätigen und z.Z. nicht Erwerbstätigen ergibt sich, dass das zeitliche Engagement im Durchschnitt bei weitem nicht so stark variiert, wie das die Studie von Klenner u.a. aus NRW vermuten lässt. Die beiden vorliegenden Gruppierungen erbringen eine durchschnittliche Arbeitszeit von 15 respektive 19 Stunden ein, wobei die Unterschiede im wesentlichen durch die geringe Belegung der Nicht-Erwerbstätigen in den unteren Kategorien (bis 10 Stunden) und die hohe Belegung in der letzten Kategorie (über 30 Stunden) zustande kommen. Die bereits vorliegende Studie errechnete einen Unterschied von 8 Stunden zwischen den Gruppen.

»*Da kommen schon ein paar Jahre zusammen.*«

Dauer der Zugehörigkeit
Unter 1 Jahr   12
1 - 3   31
3,1 - 5   16
über 5   29
ungenau   6

Die durchschnittliche Zugehörigkeit der Mitarbeiter in der Hospizbewegung zeigt bei den Befragten zwei Gipfel: zum einen zwischen 1 – 3 Jahren und einen weiteren bei über 5 Jahren (der Durchschnitt liegt bei 4.6 Jahren). Interessant wäre die Gruppe mit der längsten Zugehörigkeit genauer zu analysieren, da nach den Erfahrungen in der ehrenamtlichen Arbeit die durchschnittliche Zugehörigkeit bei ca. 7 Jahren liegen soll.

»*Ich mache(fast) alles*«

Anzahl der Sterbebegleitungen

Anzahl:

0	1-3	4-6	bis 8	10	15	< 15	viele	?

Art der Tätigkeit:
Sterbebgleitung

5	23	22	12	12	5	10	8	3

Sitzwache

22	25	12	3	6	14	8	5	5

Ohne Berücksichtigung der Kategorien »viele« bzw. »weiß nicht« macht das ca. 586 Langzeitbegleitungen und 500 Sitzwachen auf 89/ 78 MitarbeiterInnen. Das scheint für die Dauer der Zugehörigkeit und die Zeitinvestition erst einmal keine so große Anzahl, beweist aber auch, dass die Langzeitbetreuungen - glücklicherweise - überwiegen. Erfahrungen zeigen nämlich, dass in der Sterbebegleitung der »Zeitmangel« in der Begleitung, also der Mangel an Möglichkeiten Kontakt herzustellen und aufzubauen, um dann in eine für beide Seiten ergiebige Begleitung einzusteigen, eine große Frustrationsquelle sein kann. Die üblichen Sitzwachen mit 4 Stunden und einer Vielzahl von Einsätzen ist nach Aussagen der Befragten wenig motivierend, eher enorm kräftezehrend, anstrengend und emotional stark belastend. Da sie – nach eigenen Aussagen – die »eigentliche Arbeit« so nicht (mehr) zu leisten vermögen. Die Gruppe derjenigen, die überwiegend in Sitzwachen eingeteilt werden, zeigen bei einer differenzierten Analyse übrigens die geringste Zufriedenheit, was nicht unbedingt erwartet wurde, aber nachvollziehbar ist.

Sekundäre Tätigkeiten:

Auf die Frage nach anderen (zusätzlichen) Tätigkeiten im Rahmen der Hospizarbeit, wurde wie folgt geantwortet:

Andere Tätigkeitsfelder im Rahmen der HA
Ja: 62   Nein: 26   o.A.:   12

Deutlich über die Hälfte nehmen zusätzlich zur Sterbebegleitung innerhalb der Hospizarbeit auch noch andere Aufgaben wahr: Diese zusätzliche Arbeiten umfassen ein weiteres Spektrum: Sie gehen von Betreuung im weitesten Sinne innerhalb und außerhalb der Hospizarbeit (13), über hauswirtschaftliche Tätigkeiten (14) und Koordinations- bzw. Büroarbeiten (8) zu Leitung von Gruppen für Trauernde, Hilfen für betroffene Angehörige, Gruppentreffen (12) bis hin zu einer umfangreichen Öffentlichkeitsarbeit (26), die Vertretung in Gremien und dem Vorstellen des Hospizgedankens in Institutionen, etc. Gegen Burnout ist ein Aufgabenmix sicher eine förderliche Maßnahme. Wichtig bleibt auf der anderen Seite auch eine saubere Trennung zwischen den Aufgaben von Professionellen und der Ehrenamtlichen, so beide Gruppen in einer Institution vorkommen. Denn Ehrenamtliche sind keine Hilfskräfte für und sicher auch kein Ersatz von Hauptamtlichen in diesem Bereich.

3. Bewertung der eigenen Tätigkeit

In einem weiteren Teil sollte nach dem Erleben ihrer Tätigkeit und den Auswirkungen auf ihr Leben und ihre Lebensplanung gefragt werden: (Stellenwert der Hospizarbeit im Leben).

»Die Begleitung meines Lebens...«

Besonders eindrucksvolle Sterbebegleitung?
Ja 71
Nein 24
Weiß nicht 5

Über 70 % kann sich an eine besondere Begleitung erinnern. Der überwiegende Teil der Nein-Antworten wurde kommentiert mit Begründungen wie: »jeder Sterbefall, jeder Mensch ist etwas Besonderes«... »alle Begleitungen waren einzigartig« u.a.m., was sicher auch nicht zu bestreiten ist. Gleichzeitig könnten diese Kommentare auch auf eine grundsätzlich annehmende Haltung hinweisen bzw. auf den Wunsch, nicht differenzieren zu müssen. Bei der Beantwortung der Frage nach dem Besonderen/ Einzigartigen einer Begleitung wurde auch auf Erfahrungen aus dem privaten Bereich zurückgegriffen [14]

Das Besondere bei der Begleitung (nach Kategorien geordnet)
1   Gespräche 17
2   Rituale 9
3a Beziehung zu Sterbenden 24
3b Beziehung zu Angehörigen 4
4   Persönlichkeit der Sterbenden 17
5   Haltung/ Einstellung der Angehörigen 5
6. Die 1. Begleitung 8
7   Erlebnisse/ Erfahrung mit Sterbenden 12
8   Gruppe/ Supervision/ Organisation 6
9   Persönliche Betroffenheit 7
10 Art des Sterbens und der Umstände 14
11 o.A. 6

- **Die** prägenden Eindrücke stammen aus der Persönlichkeit des Sterbenden (17 x), der Beziehung zum Sterbenden (24 x), den gemeinsamen Gesprächen (17 x) und den gemeinsamen Erlebnissen (12 x).
- Die Art und die positiven oder negativen Umstände des Sterbens (14 x) spielen ebenfalls eine große Rolle. Es ist anzunehmen, [15] dass mit einiger Wahrscheinlichkeit hier ausdrücklich der Übergang vom Leben zum Tod gemeint ist, der für einen Teil der Befragten als ein großer Augenblick gesehen wurde.
- Die Beziehung zu den Angehörigen (4 x) und ihre Haltung (5 x) – gleichgültig ob positiv oder negativ bewertet – scheint eine – überraschenderweise [16] – eher untergeordnete Rolle zu spielen. Das muss überraschen, wenn bedacht wird, dass hospizliche Arbeit durchaus auch Hilfen/ Entlastungen für Angehörige beinhaltet und somit häufig auch der Aufbau einer intensiven Beziehung möglich ist.

Beispiele zu den Antwortkategorien
1. Gute Gespräche: reden ehrlich und ohne Umschweife.
   Die Diskussion, was nachher mit der Seele passiert.
2. Die Beerdigung.
   Das gemeinsame Waschen und Ankleiden des Toten.
   Die Gebete.
3a. Tiefe Verbundenheit und Dankbarkeit von beiden Seiten.
   Gutes Miteinander und Respekt.
3b. Aus anfänglicher Ablehnung wurde Zuneigung.
4. Stärke und Willenskraft des Sterbenden.
   Sterbende hat trotz schwerer Krankheit ein selbstbestimmtes Leben bis zuletzt gelebt.
5. Sterbende wurde von Familie alleine gelassen.
6. Die erste Begleitung ist immer eindrucksvoll.
   Die erste Begleitung war bewegend, weil Patientin mir gestattete bei ihrem Tod dabei zu sein.
7. Sterbende hat trotz Bewegungsstörungen noch ein Paar Strümpfe mit meiner Hilfe stricken können. Viel Freude und Bewunderung.
   Sie trug die Strümpfe auch im Sarg.
   Ein Mann, der noch 1x in die Operette wollte und konnte: davon hat er die 2 Tage erzählt, die er noch zu leben hatte.
   Ich sollte E. vorlesen. Ich habe dabei am Sterbebett gelacht, die Sterbende lachte noch mehr (starb 3 Tage später).
8. Die Unterstützung durch Supervision und Gruppe bei einer schwierigen Begleitung.
   Die Organisation war schlecht: die Familie nicht richtig vorbereitet.
   Nur Sitzwache.
   Gute Einführung und Begleitung durch Heimpersonal.
9. Ich konnte es aushalten.
   Ich habe wirklich helfen können.
10. Ein wunderschöner Tod.
    Ein wundervoller Tod.
    Die besondere Spiritualität am Sterbebett.

- Die situativen Bedingungen wie 1. Begleitung (8 x), die flankierenden Maßnahmen wie die Rituale vor und nach dem Tod (9 x), die Organisation und Betreuung (6 x) spielten eigentlich die ihnen zustehende untergeordnete - aber wichtige -Rolle.
- Das Auftauchen eines reflektierenden Blicks auf das eigene Tun (8 x) und die durchweg positive Bewertung desselben ist für die Freiwilligenarbeit in dieser Fragekonstellation sicher nicht selbstverständlich, zeigt jedoch auch ein Selbstwertgefühl, das sich unabhängig von Fremdeinschätzungen gebildet hat und zunehmend im Ehrenamt angetroffen wird. [17]

»Man muss sich eine Menge anhören, aber es wird auch ernsthaft nachgefragt«

Bei der folgenden Frage ging es um die Bewertung der Ehrenamtlichkeit im Umfeld.

Reaktion des Umfeldes
Anerkennung/ Unterstützung/ Respekt   60
Erstaunen/ Interesse/ Neugier   24
Zurückhaltende bis gleichgültige Reaktion   16
Ambivalent/ zwiespältig   23
Irritation/ Skepsis/ Unverständnis/ Ablehnung   15
Nichts bekannt/ o.A.   4

- Bei dieser Frage wurden in der Regel mehrere Antworten gegeben und dabei differenziert: z.b. zwischen jung und alt, Freunden, Familie und Kollegen.
- Trotz der kritischen Reaktionen überwiegt die Zahl der eindeutig positiven Reaktionen (60 + 24 x). Auf der anderen Seite sind die vorsichtigen, irritierten, ambivalenten und klar ablehnender Reaktionen immer noch erstaunlich hoch, trotz der Medienpräsenz des Themas.

Beispiele für Kategoriezuordnung

Anerkennung/ Unterstützung/ Respekt	»Achtung vor der Tätigkeit« »Das könnte ich nicht« »Zu 95 % positiv«
Erstaunen/ Interesse/ Neugier	»Wie hälst du das aus?« »Kann ich mal mitkommen?« »Erzähl davon«; Erstaunen, dass es so etwas gibt.
Zurückhaltende bis gleichgültige Reaktion	»Iat ja Dein Beruf!« Themenwechsel bei Ansprache
Irritation/ Skepsis/ Unverständnis/ Ablehnung	»Das ist eine Anmaßung!«; »Eingriff in die Privatsphäre« Ekel vor Krankheit und Tod Wieso sich im Leben mit dem Tod beschäftigen und dann noch ohne Geld? Ablehnung darüber zu sprechen: »Seit du bei der C. arbeitest, bist du abends weniger zuhause«; erschrocken.

- Aus den Zitaten geht ein großes Spektrum an Begründungen für die Ablehnung hervor, die von Unkenntnis über Phantasien des Auftrages bis zur Abwehr reichen. [18] Das bedeutet, dass die Akzeptanz der Hospizbewegung in der Bevölkerung allgemein noch einen (weiten) Weg zu gehen hat.

- Einige der Befragten berichten, dass sie auch in der Familie einiges an Überzeugungsarbeit haben leisten müssen und die Akzeptanz selten von Anbeginn da war, was neben deutlich egozentrischen Motiven der Restfamilie auch in einer ablehnenden Haltung gegenüber Hospizarbeit generell begründet lag.

»Ich arbeite mit, bis ich selbst Begleitung brauche«

Zeitliche Perspektive über Hospizzugehörigkeit
Zeitangabe:	unbegrenzt	34
	begrenzt	13
	unbestimmt	13
keine Vorstellung		34
o.A.		7
konditionell:		42

Die Beantwortungsbreite bei der Frage über die vorgestellte Dauer der Tätigkeit zeigt ein gemischtes Bild. Es gibt offensichtlich eine Reihe von Menschen, die sich für die Hospizarbeit nachdrücklich auf Dauer entschieden haben (heute), aber auch andere, die dieses Ehrenamt nur für eine bestimmte Zeit ausüben wollen.

- Viele Befragte haben ihre Mitarbeit von Konditionen abhängig gemacht, so dass in der letzten Kategorie z.T. auch Nennungen aus 1 - 4 eingegangen sind.

Die meisten Konditionen bezogen sich auf die Situation der Befragten und hier wiederum vorrangig   gesundheitliche (21 x) und psychische Belastungen (11 x).

Faktoren im situativen Bereich Zeit (5 x), Familienbedingungen (7 x), berufliche Veränderungen (4 x).
-Die zeitlichen Vorstellungen reichen von 1 Monat bis zu 10 Jahren bzw. bis »mein Auftrag erfüllt ist«.
- Daneben wurden aber auch Faktoren benannt, die sich auf bestimmte Bedingungen der Hospize und der Sterbebegleitungen bezogen. (vgl. folgende Tabelle)

Konditionen für Hospizarbeit
Stundenreduktion/Auszeiten nach intensiven Begleitungen	8 x
Vorrang von Langzeitbetreuung (anstatt Sitzwachen)	7 x
Erhalt positiver Rückmeldung über die Arbeit	4 x

Gruppenweiterentwicklung	6 x
Einsatz im Schwerpunktbereich	3 x

Diese Konditionalaussagen zeigen sehr deutlich, dass die aktiv Mitwirkenden in der Hospizarbeit in der Regel sehr genaue Vorstellungen haben, unter welchen Bedingungen sie ihre Zeit und ihre Kraft zur Verfügung stellen wollen. Es ist eben keine »Freizeitbeschäftigung« im üblichen Sinne, oder ein Ausfüllen von »Leerzeiten«, sondern in der Regel ein bewusst gewähltes und aktiv gestaltetes Engagement, über dessen Dauer Vorstellungen existieren – unabhängig davon, wie lange dieser Einsatz veranschlagt wird. Davon zeugen auch die 21 Umsteiger, die vorher einer anderen ehrenamtlichen Tätigkeit nachgegangen sind. Das entspricht auch anderen Untersuchungsergebnissen. Die meisten engagieren sich projektbezogen und zeitlich begrenzt. D.h., es ist keineswegs egal, »wofür« sie sich »wie lange« einsetzen. Ehrenamt in der Hospizarbeit dauert in der Regel nicht ein ganzes Leben – nicht einmal ein halbes. Veränderungen in der beruflichen und/ oder privaten Situation beispielsweise, aber auch Sättigung und Unzufriedenheit mit Bedingungen, können Gründe für das Ausscheiden sein.

»Da müsste ich ernsthaft ran«

Vorhandene Unterlagen	
Testament	42
Vorsorgevollmacht	36
Patientenverfügung	42
Spenderausweis	12
Nichts dergleichen	15

Bei der Frage nach vorhandenen Unterlagen gab es eine Überraschung! Nicht einmal die Hälfte verfügt über ein Testament, geschweige denn eine Vorsorgevollmacht.

- Diese Zahlen sind irritierend. Durch Aus, -Fort- und Weiterbildung sowie durch die praktische Tätigkeit mit der Notwendigkeit konfrontiert, eigene Angelegenheiten selbstverantwortlich zu regeln, scheint das ohne besondere Rückwirkungen auf das eigene Leben und die Vorbereitung auf Sterben und Tod zu sein; trotz intensiver Beschäftigung mit/ in diesem Themenkreis gibt es keine praktischen Konsequenzen bei der eigenen Vorsorgegestaltung. Auch Hospizler scheinen nach dem Motto zu leben »alle sterben, nur ich nicht«.
- Werden allerdings die Positionen Vorsorgevollmacht und Patientenverfügung gemeinsam – als Alternative gewissermaßen – veranschlagt, sieht das Ergebnis doch erheblich besser aus. Allerdings darf natürlich nicht unerwähnt bleiben, dass sie keine austauschbaren Alternativen sind, sondern sich sinnvoll ergänzende Dokumente.

- Ein Teil der Befragten hat das »Kritische« in der Frage durchaus gesehen, und es gab hier vermehrte Ergänzungen/ Erklärungen/ Entschuldigungen:
    Testament: »habe den Vorsatz« wurde 6 x zugefügt, »wiederholt vernichtet« 3 x Spenderausweis: »zerrissen« 3 x, »Rede mit meiner Frau gerade darüber« 1 x Patientenverfügung/ Vorsorgevollmacht: »in Vorbereitung/ In Arbeit« 16 x Patientenverfügung: »vernichtet« 2 x
Das zeigt, dass hier zumindest eine Auseinandersetzung mit dem Themenkomplex stattgefunden hat bzw. stattfindet.
- Im übrigen gehörten zu der Gruppe von Noch-Nicht bzw. Nichtbesitzenden eher die Ehrenamtlichen unter 40 und über 60 Jahren, und diejenigen mit einer Hospiz-Zugehörigkeit unter 3 Jahren.

»Nicht nur Zeitung, Funk und Fernsehen...«

Durch die bewusst sehr offen gehaltene Frage »Wie sind Sie zur Hospizarbeit gekommen?« wurden Kontaktquellen und Anlässe gleichermaßen benannt. Insgesamt wurde diese Frage sehr ausführlich behandelt.

Kontaktquellen der Anwerbung [19]
Medien/Faltblätter	19
Mundpropaganda	18
Direkter Kontakt/ Öffentlichkeitsarbeit der Hospizinitiativen	9
andere Ehrenämter	11
Schule/ Ausbildung	9
Anderes	8
Gemeinde	5

- Die vorrangigen Kontakt- und Informationsquellen sind Medien und Mundpropaganda und in der letzten Zeit vermehrt die Öffentlichkeitsarbeit der Hospizinitiativen selbst. Diese Öffentlichkeitsarbeit ist hoch einzuschätzen, da sie die Institutionen unabhängiger macht und wahrscheinlich auf Dauer auch mehr Erfolg verheißt, wie ein Vergleich insbesondere mit der Freiwilligenarbeit in den Niederlanden deutlich macht.
- Interessant sind einmal die ehrenamtlichen Umsteiger, die vermehrt in der Hospizarbeit auftauchen, und die eine neue Einstellung zu dieser Arbeit bekunden, [20]
- sowie der nachlassende Einfluss von Kirchen-Gemeinden.

»Da entschloss ich mich etwas zu tun«

Anlass und Motivation

Vorliegende Untersuchungen über das Bürgerengagement zeigen, dass ein nicht unbeträchtlicher Teil der »Ehrenamtler« durch »Zufälle« zu dieser Freizeitaktivität kommt. Zu beachten ist, dass bei HospizmitarbeiterInnen in der Regel ein Motivationsbündel für ihr Engagement vorliegt, wie ja auch die Mehrfachantworten im Folgenden bestätigen. Darüber hinaus zeigt sich, dass die Motive der Mitarbeit sich verändert haben. Heute suchen vor allem Jüngere eher eine überschaubare, zeitlich begrenzte, befriedigende Tätigkeit, in der sie mit anderen interdisziplinär zusammenarbeiten können unter Einbringen eigener Fähigkeiten und Fertigkeiten. Das traditionelle Motiv der Opferbereitschaft wurde nur noch selten genannt.

Es können vier Motivationskreise unterschieden werden:

1. Helfen:
Menschen in der Hospizarbeit engagieren sich, um anderen in der Not zu helfen, etwas Nützliches tun....«Ärmel aufkrempeln und machen» statt lamentieren oder diskutieren. Sie wollen die Welt für Sterbende und ihre Angehörigen etwas erträglicher machen. Für viele liegt im sozialem Engagement heute eine der wenigen Möglichkeiten, sich sinnvoll politisch/gesellschaftlich zu orientieren.

2. Gestaltungswillen:
Hier liegt der Schwerpunkt auf Veränderung des Blickwinkels. Das Erlebte beim Sterben einer nahestehenden Person hat u.U. den Anstoß zum Engagement gegeben oder auch die Auseinandersetzung mit einer gegenwärtigen oder zukünftig zu erwartenden Lebenssituation. Sie wollen die Welt verändern, insbesondere im Nahbereich, und das nach eigenen Ideen und Vorstellungen.

3. Selbstbezogene Motive:
Diese Menschen kommen zur Hospizbewegung, um Zuneigung und/ oder Anerkennung von Betroffenen zu erhalten, um aus dem Haus zu kommen, Isolierung und Einsamkeit zu entfliehen, ihre Zeit zu strukturieren, um die Möglichkeit eines Wiedereinstiegs in die Arbeit über einen Seitenweg zu erhalten, um eigene Kenntnisse zu vertiefen oder zu erweitern, sich Möglichkeiten für Selbstverwirklichung zu schaffen, neue Leute in einem verbindlichen Rahmen kennen zu lernen, sich durch aktives Tun aus einer Lebenskrise zu helfen, im Kontakt mit einem Verlust zu bleiben, eigene Trauer zu konservieren bzw. Verlusterfahrung aufzuarbeiten, u.v.a.m.

4. Prestigewert:
Um Anerkennung von Außen zu erhalten und/ oder in offensichtlich menschlichen Grenzsituationen zu arbeiten. Es wird heute von vielen als eine Ehre angesehen im Hospiz mitzumachen, denn das Hospiz hat in der Bevölkerung einen hohen Prestigewert.

Eine differenzierte Betrachtung der Anlässe in der vorliegenden Stichprobe ergab Folgendes:

Anlässe für Mitarbeit im Hospiz [21]
Persönliche Erfahrung
mit Sterben, Tod und Trauer   Nahbereich: 47   Beruflich: 26

Suche nach Sinnfindung	21
Aufgabenorientierung (Helfen)	13
Gesellschaftliche Orientierung/ Gesellschaftliches Engagement	9
Vergesellschaftung (in Gemeinschaft)	8

Diejenigen, die sich engagieren – so wurde vermutet – erhielten mehrere Anstöße und haben mehrere Motive dieses zu tun, was einige auch deutlich zum Ausdruck brachten.

Beispielkatalog für Anlässe von Engagement

Persönliche Erfahrung	Durch persönliche Erlebnisse im privaten Bereich.
privat:	Wurde sehr früh mit dem Tod konfrontiert.
mit Sterben, Tod Familie.	Unaufgearbeiteter Todesfall in der
beruflich:	Begleitung sterbender Menschen und Angehörigen in täglicher Arbeit. Altenarbeit. Defizite in der Betreuung Sterben der erlebt.
Suche nach Sinnfindung	Suche nach Antwort auf persönliche Fragen. Persönliche Auseinandersetzung mit Thema Sterben, Tod. Suche nach meinem Weg: Gefühl dazu berufen zu sein.
Aufgaben-Orientierung (Helfen)	Zuerst Telefonseelsorge – Wunsch nach neuer Aufgabe. Wollte helfen – aktiv sein. Bin nach x umgezogen und wollte wieder ehrenamtlich arbeiten, aber anspruchsvoll. Möchte meine Fähigkeiten auch nach Berentung weitergeben.
Gesellschaftlich orientiertes Engagement	Initiative für ein stationäres Hospiz Wollte etwas in der Gesellschaft verändern (auch über Verhaltensweisen von Ärzten und Pflegepersonal)
Vergesellschaftung, Suche nach bestimmter Gemeinschaft	Eine Freundin von mir war in der Hospizbewegung engagiert,

> ich wollte mitgehen, um besser
> zu verstehen, von was sie spricht
> Bei der Pflege meines Schwiegerva
> ters waren auch Hospizhelfer da -
> sie haben mich beeindruckt und
> ich wollte dann dazugehören

Die Verteilung der Anlässe für eine Mitarbeit im Hospiz entspricht nicht den Erwartungen aus anderen Untersuchungen.

- Deutlich vorrangig ist die persönliche Betroffenheit. Das stimmt auch mit den Erfahrungen der Autorin überein. Unaufgearbeitete Verlusterfahrungen im privaten oder beruflichen Bereich, eventuell begleitet mit einer Lebenskrise und Suche nach (neuem) Lebenssinn sind die Hauptanlässe, sich der Hospizbewegung anzuschließen. Auffallend ist, dass sich insbesondere die Menschen unter 40 in der Regel durch stark negativ gefärbte persönliche Erfahrungen der Hospizarbeit zuwenden, während die älteren ein breit gefächertes Spektrum an Gründen für die Mitarbeit angaben.
- Die Suche nach Sinnfindung ist weit abgeschlagen, ebenso wie die moralische Verpflichtung, anderen zu helfen, keine direkte Rolle mehr spielt, ebenso wie der Wunsch nach gesellschaftlichem Engagement – im Gegensatz zu anderen Untersuchungen. Das bedeutet, dass die traditionellen Werte (Familientradition, moralische Verpflichtung) nicht die Bedeutung für das Engagement in diesem Ehrenamt spielen. Allerdings deutete sich dieser Paradigmenwechsel auch schon in anderen Untersuchungen an.
- Die Suche nach einer Gemeinschaft Gleichgesinnter hat ebenfalls nicht den erwarteten hohen Stellenwert erhalten, wie er in anderen Untersuchungen festgestellt wurde. Allerdings wurde bei vergleichbaren Untersuchungen auch nicht die Form der freien Antworten gewählt. Ergebnisse aus den Fragekomplexen zeigen jedoch, dass dieser Faktor sehr wohl – wenn auch vielleicht nicht zu Beginn des Ehrenamtes – im Laufe der Zeit an erheblicher Bedeutung gewinnt(vgl. Kapitel 4).
- Die Aufgabenorientierung (Helfen wollen) ist deutlich vorhanden, wurde jedoch ausschließlich von Frauen der Altersgruppe über 60 Jahren benannt (vgl. auch nächste Frage).
- Bei den 21 Umsteigern wurde neben der »Sättigung«/ Abwechslung (12 x) der direkte Kontakt mit Menschen (Schwerkranke, Sterbende, Angehörige,... und im Hospiz) (11 x), neue Herausforderung (8 x), Unzufriedenheit mit der Leitung (7 x), »Betriebsklima« (4 x) genannt.

Ich wollte die Welt verändern

Ein wichtiger Teil des Fragebogens bezog sich auf Motive für die Arbeit in der Hospizbewegung. Natürlich interessierte, ob und wie sich die Motive seit Beginn der Mitarbeit entwickelt haben. Aufgrund bereits vorliegender Untersuchungen über bürgerliches Engagement wurden hohe Werte für Übernahme von Verantwortung, der Wunsch nach sozialen Kontakten und nach Selbstverwirklichung erwartet.

Beispielkategorien: Ziele zu Beginn der Arbeit

Allgemeine Hilfe:	Denen helfen, die Hilfe benötigen	14
	Will anderen beistehen	
	Anonymität alter Menschen in Großstadt entgegentreten	

Spezifische Hilfe: Sterbenden Ängste nehmen   46
Trost spenden (Sterbenden und Angehörigen)
Sterbenden Zuwendung, Respekt,
Würde und Ruhe geben

Gesellschaftliche Veränderung:
Soziales Engagement für die Gesellschaft   23
Enttabuisierung von Sterben und Tod in
der Gesellschaft
Den Hospizgedanken in der Gesellschaft verankern
Das anonyme Sterben in Krankenhaus und
Pflegeheim aufheben

Religiöse Motivation:
Wollte lernen, die einfache Menschenliebe   3
zu leben, als Vorbild hatte ich die
Christenliebe »Das tun, was unser Vater mir vorgibt«

Persönlichen Standpunkt beziehen:
Protest gegen das Alleingelassen werden in der Not   9
Beispiel geben für die Menschlichkeit
Meine Haltung deutlich machen (gegen Sterbehilfe)

Selbstbezogene Motive:
Mich selbst   23
Mich dem Thema stellen und fühlen was es mit mir macht
Einen Traum erfüllen: Zeit-haben, Zuwenden, Zuhören
Selbst angstfreier zu werden
Geduld und Ausdauer im Dasein üben

- Die Beantwortung dieser Frage gehörte ebenfalls zu denen, die sehr ausführlich behandelt wurden.
- Bis auf die Kategorien 1 (allgemein helfen wollen), 4 (religiöse Motive) und 6 (selbstbezogene Motive) bezogen sich alle Antworten direkt auf den Themenbereich Sterben – Tod – Trauer.
- Der Motiv-Kreis »Helfen« (60 x) wurde unterteilt in Helfen allgemein (14 x) und spezifische Hilfe (46 x). Zur ersten Gruppe zählen vermutlich diejenigen, die in der Freiwilligenarbeit Menschen in Not helfen, die etwas Nützliches tun wollen, weil sie

es als wichtig ansehen, denen zu helfen, die durch das soziale Netz fallen. Sie würden sich sicher auch einer anderen Bewegung anschließen, wenn es keine Hospizbewegung vor Ort gäbe. Ob sich hierunter auch der Typ der Helferpersönlichkeit befindet, mag dahingestellt sein. Im Ehrenamt hat er sicher seinen Platz. Die in anderen Untersuchungen häufig genannten Motive wie »*dem Alleinsein entfliehen*« oder »*mit anderen etwas Sinnvolles unternehmen*« wurden nicht genannt.

- Bei der zweiten Gruppe ist der Schwerpunkt auf Hospiz, Sterben, Tod fokussiert. Häufig hat das Erleben beim Sterben den Anlass zum Engagement gegeben oder die Auseinandersetzung mit einer gegenwärtigen oder zukünftigen zu erwartenden Lebenssituation. Außerdem macht es Einzelnen auch Spaß, eigene Fähigkeiten einzubringen und Probleme zu lösen.

- Die selbstbezogenen Motive liegen mit dem Wunsch nach gesellschaftlicher Veränderung an zweiter Stelle und zeugen davon, dass in der Freiwilligenarbeit sich zumindest ein Paradigmenwechsel ankündigt – wenn er nicht schon stattgefunden hat. Die Zahl erhöht sich sogar noch einmal deutlich, wenn die Nennungen aus der Kategorie 5 (Persönlichen Standpunkt beziehen) hinzugezählt werden. Generell ist hier natürlich zu fragen, ob ehrlich alle Motive genannt wurden oder aufgrund sozialer Erwünschtheit auch Auslassungen stattfanden. Die Autorin ist sich bewusst, dass es auch Motive gibt, die nicht kommunizierbar sind, aber trotzdem eine Rolle spielen. Eine Mitarbeit in der Hospizbewegung - auch wenn nicht von allen Menschen positiv bewertet - stellt etwas Besonderes in der Freiwilligenarbeit dar: es hat einen deutlich höheren Prestigewert gegenüber anderen ehrenamtliche Tätigkeiten (vgl. auch Caritas–Studie). Es ist vergleichsweise spektakulärer, im Hospizdienst mitzuarbeiten als beim Besuchsdienst im Krankenhaus und anspruchsvoller (nach Aussage der Freiwilligen), wenn überhaupt vergleichbar, dann wird die Arbeit mit der der Telefonseelsorge verglichen. Ebenso kann diese Tätigkeit - vielleicht mehr als andere - die Aufarbeitung eigener negativer Erfahrungen begünstigen, oder bei der Bewältigung einer aktuellen Lebenskrise (Depression, Verlust, Isolierung…) helfen, vielleicht auch ermöglichen, im Kontakt mit einem Verlust zu bleiben, die eigene Trauer zu konservieren oder in Fort-Weiterbildung und/ oder Supervision eigene Verlusterfahrungen zu reflektieren und aufzuarbeiten. Diese Dinge blieben aber ungenannt,[22] ebenso wie solche Ziele eine preisgünstige Zusatzausbildung zu erhalten (vgl. Profis aus angrenzenden Bereichen). Diese ungenannten aber unterschwelligen Motive können für Leitung und MitarbeiterInnen ein Problem werden, insbesondere, wenn an Leistungsempfängern ab- bzw. aufgearbeitet wird, was in der Vergangenheit oder Gegenwart einzelner SterbebegleiterInnen nicht glückte. Das muss sich eben nicht nur auf den privaten Bereich beziehen. Schwerkranke, Sterbende und deren Angehörige und Freunde sind aber keine Ersatzobjekte für Handlungskorrekturen u./o. Wiedergutmachungsversuche. Hier zeigt sich wiederum wie unverzichtbar gute Begleitung inclusive Supervision für die Sterbebegleitung ist.

- Die Motivkreise »gesellschaftliche Veränderung« (23 x) und »Persönlichen Standpunkt beziehen« (9 x) beinhalten den Wunsch nach Veränderung des (eigenen) Blickwinkels, und zeugen davon, dass die ausschließlich direkte, personale Hilfe auch getragen wird von einem Verantwortungsgefühl für das »Ganze«. Indirekt werden hier

natürlich auch Idealvorstellungen oder Visionen einer Gesellschaft eingebracht.
- Auffallend ist jedoch, dass der kirchliche Hintergrund, die religiösen Motive von Ehrenamtlichen eher eine untergeordnete Rolle spielen. Das hat sicher auch damit zu tun, dass bei der Hospiz-Idee das kirchliche Engagement nicht die Rolle gespielt hat und spielt, welche viele erwartet haben. Wohl gibt es eine beträchtliche Zahl von Hospizen, die bei christlich orientierten öffentlichen Trägern angesiedelt sind, was aber für die hospizliche Arbeit insgesamt und den dort arbeitenden Ehrenamtlichen nur eine sehr geringe Rolle zu spielen scheint. Das müsste übrigens auch ein wichtiger Punkt für die Ausrichtung der Hospize auf ihr Klientel und die Befähigung und Förderung der Ehrenamtlichen sein. Die Mitarbeit dürfte nicht an bestimmte Glaubensrichtung gebunden sein; ebenso sollten Andersgläubige, Nichtgläubige, Atheisten durchaus Hilfe erwarten dürfen, und diese brauchen eine ihnen gemäße Form der Begleitung, auf die *möglichst viele* MitarbeiterInnen vorbereitet sein sollten.

Insgesamt wird bei den Antworten deutlich, dass die häufig vertretene Meinung, Menschen suchen in erster Linie nach Kontakten, und die eigentliche Tätigkeit wäre dann nur Begleitprodukt, so nicht der Fall ist. Ebenso wie die Aussage, dass Menschen im Ehrenamt sich in erster Linie selbstverwirklichen, oder durch Projektion Probleme abarbeiten wollen, von den Befragten her gesehen falsch ist. Was natürlich nicht bedeutet, dass diese Dinge nicht auch eine Rolle spielen.

»Man ist realistischer geworden«

Bei der Frage nach den heutigen Motiven zeigt sich eine leicht veränderte Sichtweise; man/frau ist realistischer geworden.

Heutige (veränderte) Ziele in der Tätigkeit [23]
Persönlicher Gewinn/ Lernen	57
Die Situation vieler Sterbender	27
Die Arbeit selbst/ Intensität/ die Sterbenden	48
Helfen können	18
Das Gemeinsam erreichte	7
Beeinflussung anderer für Arbeit/ Wecken von gesellschaftlichem Bewusstsein	31
Wie zu Beginn	27/ 17 [24]
Die Gemeinschaft Hospiz	17

Beispielkatalog: heutige Ziele in der Hospizarbeit
Persönlicher Gewinn	Abbau von Ängsten und Scheu vor Krankheit und Tod
	Gutes Gefühl etwas Sinnvolles zu tun
	Immer wieder etwas Neues kennen zu lernen
Situation Sterbender	Kranke und Sterbende können nicht dort und auf eine Art sterben, wie sie es sich wünschen

	Die Trostlosigkeit des Sterbens bei vielen Menschen
	Faszination von Sterben und Tod
Arbeit selbst	Sterbende sind oft weise, gereifte Menschen…
	eine aufbauende Arbeit
	Die Intensität der Besuche
Helfen können	Trost geben und Angst nehmen
	Zuwendung zu bedürftigen Menschen
	Letzte Wünsche erfüllen zu können
Das gemeinsam Erreichte	Zunehmendes Interesse der Öffentlichkeit/ Medien
	Die Entwicklung der Einrichtung
	Das Engagement vieler Ehrenamtlicher
Gesellschaftlicher Auftrag	Jedem Sterbenden die Möglichkeit eines
	würdigen Abschieds zu geben (Solidarität)
	Man muss für die Gesellschaft etwas tun
Gemeinschaft im Hospiz	Austausch mit Kollegen
	Mehr Miteinander, das durch die Arbeit bestätigt wird

- Die Anzahl der Motivnennungen hat sich im Vergleich zu den Nennungen zu Beginn der Mitarbeit im Hospiz von 122 auf 232 erhöht. Erklärungen hierzu könnten sein, dass ein Teil der Anfangsmotive »vergessen«, oder aber, dass durch die Tätigkeit eine differenzierte Sichtweise der Möglichkeiten von Hospizarbeit erworben wurde.
- In der Spitzengruppe befinden sich die Antworten aus den Kategorien »persönlicher Gewinn«(57 x), die Motivation aus der eigentlichen Arbeit (48 x) und das Wecken gesellschaftlichen Bewusstseins (31 x). Danach folgen das Motiv des Helfen-könnens (18 x) und die Motive Hospizgemeinschaft (17 x), die Situation der Sterbenden (10 x) und das gemeinsam Erreichte (5 x).
- Die 27 Nennungen aus der Kategorie »an der Motivation hat sich nichts verändert« beinhalten 17 Nennungen unter Hinzufügung neuer Gesichtspunkte. Die 10 unveränderten Motivationsnennungen stammen in der Regel von Freiwilligen, die im Vergleich erst relativ kurz (bis zu 3 Jahre) in der Hospizbewegung ehrenamtlich tätig sind.
- D.h. im Vergleich mit der Motivation zu Beginn wurde Erhebliches umgeschichtet. Die selbstbezogenen Motive sind prozentual deutlich gestiegen (von 19 % auf 25 %). Die Motive des Helfens insgesamt – selbst wenn die Kategorie »eigentliche Arbeit« dazu gezählt wird - sind gesunken, ebenfalls das gesellschaftliche Engagement. Religiöse Motive tauchen nicht mehr auf. Dafür taucht die Hospizgemeinschaft als neues Motiv in der Freiwilligenarbeit auf (17 %) sowie der Stolz auf das Erreichte (5 %).
- Dass die »eigentliche Arbeit« eine der Hauptmotivationsquellen zusammen mit der Kategorie »Persönlicher Gewinn« geworden ist, zeigt auch die verschwundene »Opferbereitschaft« in der Haltung heutiger Freiwilligenarbeit. Diese beiden Kategorien machen deutlich, dass Selbstverwirklichungstendenzen nicht nur in Beruf und Hobby gesucht und gefunden werden können. Für die Hospizleitung heißt es auch, dass keine Überbewertung von Anfangsmotiven erfolgen bräuchte, sondern eher ein permanentes Einstellen auf aktuelle Bedürfnisse.

»Wie Blei an den Füßen«

Die Frage nach Hindernissen, Lähmungen, Enttäuschungen in der Arbeit wurde nach drei Bereichen sortiert:
- Faktoren, die in der Person des Begleiters liegen (insgesamt 46 x),
- Faktoren, die bei der Begleitung und in dessen Umfeld auszumachen sind (38 x),
- Faktoren, die mit situativen Bedingungen und in der Institution Hospiz zu suchen sind (57 x)

Hindernisse/ Lähmungen bei der aktuellen Arbeit [25]

Hilflosigkeit/ Unsicherheit/ Unzulänglichkeit	26
Erfahrungsmangel/ Informationsmangel	8
Angst und Schmerz	4
Eigene Lähmung/ Sprachlosigkeit/ nicht loslassen können	8
Leid/ Schmerz/ Sprachlosigkeit v. Seiten d. Begleitenden	9
Verzweiflung/ Aggression/ Ablehnung der zu Begleitenden	9
Misstrauen/ Erwartungen/ Nichtloslassenkönnen v. Angehörigen	13
Erfolglosigkeit	2
Unverständnis des Umfeldes: Freunde, Familie, Bekannte	5
Hauptamtliche/ das Team/ Ärzte und Pflegekräfte	19
Hierarchie/ Organisation/ situative Bedingungen	12
Zeitmangel	26
Nichts	7
o.A.	1

- Die schon im vorigen Komplex aufgetauchte selbstkritische Haltung der Ehrenamtlichen und die relative Offenheit bei Benennung eigener Unzulänglichkeiten muss erstaunen, zeugt aber auch von einem grundsätzlich positiven Selbstbild und gleichzeitig (zu?) hohem Anspruch.
- Die erlebten Schwierigkeiten mit den Sterbenden und ihren Angehörigen (9 x + 9 x) nehmen sich dagegen fast bescheiden und selbstverständlich aus. Während die ablehnenden und aggressiv gelebten Anteile der Sterbenden eher Sprach- und Hilflosigkeit auslösen, kommt es bei Schmerz, Leiden, depressiven Verstummen und Resignation auch zu Reaktionen wie Mit-Leiden und (ein wenig) Mit-Sterben, was viel Kraft kostet, da das eingeforderte Einpendeln auf die rechte Distanz von vielen als schwierig erlebt wird.
- Die (13 x + 5 x) Nennungen in Bezug auf die Angehörigen beziehen sich auf das Loslassen- können und die »Eifersucht«, die Ehrenamtlichen entgegengebracht wird nach dem Motto »ich will nicht, dass die Sterbende mir entfremdet wird«.
- Im 3. Komplex soll auch auf die 31 Nennungen im Bereich des Hospizes und der Hauptamtlichen hingewiesen werden. Diese Unzufriedenheiten und Lähmungen relativieren die recht positiven Aussagen aus dem 4. Teil und machen darauf aufmerksam, dass hier – soll der Schwung, das Engagement und die positive Einstellung der Ehrenamtlichen erhalten bleiben – Achtsamkeit geboten ist.

- Zeitmangel in der Begleitung heißt u.u., dass in der Regel Betroffene, Beteiligte oder Profis anderer Institutionen sich sehr spät an Hospizdienste wenden. Hier kommt noch etwas vom Alleinanspruch der Betreuung und Begleitung durch Angehörige, Sozialstationen, Heime und Krankenhäuser zum Vorschein, vielleicht auch von Informationsmangel über die Möglichkeiten von Hospizarbeit, und vielleicht teilweise auch mangelndes Vertrauen oder sogar negative Erfahrung mit dieser Institution. Sitzwachen erleichtern und entlasten aber in erster Linie die Beteiligten und die beteiligten Dienste sind für die Sterbenden wie für die Begleitung oftmals – durch den ständigen Wechsel – in der letzten Phase eher eine Belastung.

»Von zitternden Knien und klopfenden Herzen zu mehr Gelassenheit und Geduld«

- Die Frage nach Bildern waren entweder unklar in der Formulierung, oder die Befragten konnten damit nicht viel anfangen. Über 40 % hat sie unbeantwortet gelassen.
- Neben Bildern wurden auch Vergleiche gebracht, die auf Erfahrungen und Entwikklungen beruhen.
- Grundsätzlich lässt sich eine Hinorientierung zu Bescheidenheit, Gelassenheit und Sachlichkeit ausmachen, bei gleichzeitiger Freude am Erreichten.
- Daneben lässt sich auch eine Entwicklung von Euphorie zu »geläutertem« Frust entdecken,
- sowie eine kritische Betrachtung und Bewertung der eigenen Leistung und der Hospizbewegung insgesamt

Bilder für die Entwicklung der Hospizarbeit
Naturvergleiche   19
Mechanik/ Technikvergleiche   6
Menschlicher Bereich   9
Kunst   8
Anderes   20
o.A.   43

Diese Entwicklung scheint natürlich und angemessen, wenn der »Schwung« dabei nicht verloren gegangen ist, was aber nach den vorliegenden Aussagen nicht der Fall zu sein scheint.

Beispiele für Kategorien: Bilder für die Entwicklung der Hospizarbeit
Naturvergleiche: Aus einem euphorisch in die Höhe sprießenden
                            Pflanzenspross wurde eine deutlich bescheidene
                            aber robuste Pflanze-ein Kaktus…
                            Ein Berg der zu bewältigen ist mit Schönheiten und
                            Hindernissen bis der Gipfel erreicht ist
                            Baum voller Früchte: die einen sind reif und süß,
                            die anderen unreif und sauer, geerntet werden
                            müssen beide

Mechanisch-technische Vergleiche:	Ziehbrunnen, aus dem ich mit großer Anstrengung den schweren Wassereimer ziehe, ohne den wirklichen Bedarf zu kennen Eine Brücke: früher eine Art Holzsteg heute alte feste Steinbrücke Eine Waage, die in Bewegung bleibt und ihr Gleichgewicht immer wieder findet
Vergleiche aus dem menschlichen Bereich:	Immer noch 2 sehr unterschiedliche Menschen, die auf einem endlosen Weg eine Strecke gemeinsam gehen Staunen und Wunsch von Zugehörigkeit zum Hospizteam heute Dankbarkeit und Freude, gerufen zu werden
Kunst:	Früher ein flaches Bild, naiv und jetzt mehr Tiefe und Leben Ein 2geteiltes Bild: eine Hälfte farbenprächtig bunt und eine Hälfte schwarz-weiß Gelb + blau = grün
anderes:	Die anfängliche Euphorie ist einer Suchebene gewichen Gleichnisse aus dem NT Zuerst schnelle Erfolgserlebnisse, jetzt Schneckentempo

»Die beste aller Ehefrauen…«

Kraftquellen der Arbeit

Familie/ Freunde/ Privatbereich	33
Hospizteam/ Supervision/ Weiterbildung	56
Glaube/ Gebet/ Meditation/ Spiritualität	36
Sport/ Natur/ Hobby/ Wohnung	45
Selbst-Pflege/ Muse/ eigene Reserven	29
Sterbende (Gäste)/ Angehörige	13
Eigenschaften/ Einstellung	22
Beruf/ Ausbildung/ Reise	5
anderes	5

- Insgesamt gesehen hat jede Befragte mehr als 2 Kraftquellen benannt (247 insgesamt).
- Nachdenklich sollte die Kategorie »Sterbende, Gäste, Angehörige« stimmen, wenn nicht noch gleichzeitig eine andere Kraftquelle benannt wurde, das war aber nur insgesamt 2 mal der Fall.

- Die meisten Nennungen erfolgten in der Kategorie »Hospizteam/ Supervision/ Weiterbildung (56 x). Das bedeutet, die Ehrenamtlichen fühlen sich im Hospiz bei ihrer Arbeit gut unterstützt und auch in kritischen Situationen gehalten.
- Sport/ Natur/ Hobby/ Wohnung liegt mit 45 Nennungen an zweiter Stelle.
- Glaube/ Spirituelles Leben mit 36 Nennungen ist ebenfalls im oberen Bereich vertreten. Das ist verwunderlich, denn bei den Motiven spielte der Glaube eher eine geringe Rolle.
- Die Unterstützung und Akzeptanz der Arbeit durch die Familie und Freunde (33 x) spielt für viele eine große Rolle auch in der mündlichen Berichten; und es scheint auch nicht immer leicht beides in guter Balance zu halten. Es gibt immer wieder Familienangehörige, die sich durch die Konzentration auf eine Begleitung zeitweise vernachlässigt fühlen oder in ihrer eigenen Tätigkeit als Ehrenamtliche abgewertet. Manche können »das Thema« auch nicht mehr hören und verweigern die Anteilnahme an den Erfahrungen der PartnerInnen.
- Ebenfalls bedeutsam sind die Pflege der eigenen Person, eigene Kraftreserven und Persönlichkeitsmerkmale und die Einstellung zur Freiwilligenarbeit.
- Eigene Erfahrungen in der Hospizarbeit bestätigen die Wichtigkeit auch anderer Kraftquellen und Freizeitbeschäftigungen, um sich nicht ausschließlich vom Erfolg der Tätigkeit (wie immer dieser definiert sein sollte) in der Freiwilligenarbeit abhängig zu machen. Deutlich wird aus den Antworten, dass es auch ein Leben nach und neben dem Hospiz gibt, ebenfalls Garant für Burnout-Prophylaxe.

Beispielkatalog für Antworten »Kraftquellen«
Familie/ Freunde…:
>Meine Familie, die Arbeit anerkennt und unterstützt
>Liebste Ehefrau der Welt
>Mit Enkelkindern spielen und lachen
>Freundschaften

Hospizteam/ Supervision/ Weiterbildung:
>Kontakt und Begleitung durch Hauptamtliche und Kollegen
>Gute Supervision
>Weiterbildung
>Gute Gespräche mit anderen Ehrenamtlichen (auch am Stammtisch)
>Mitstreiter

spirituelles Leben/ Glaube/ Meditation/ Gebet:
>Verwurzelung im christlichen Glauben
>Meditation/Kontemplation
>Gottvertrauen, dass alles einen Sinn hat

Vater, Jesus, heiliger Geist
Verbundenheit mit meinem Schöpfer

Natur/ Sport/ Hobby/ Wohnung:
Regelmäßige Teilnahme am Frauentanzkreis
Chor
Bootfahren
Meine gemütliche Wohnung
Karnevalsverein und Tonnenballett
Schöner Sonnenaufgang und –untergang

Selbstpflege/ Muse/ Kraftreserven:
Atemarbeit
Gutes Essen und Wein
Ruhezeiten – Selbstpflege
Saunen, Massagen, Reiki, Joga…
Physische und psychische Reserven

Persönlichkeitsmerkmale/ Einstellung:
Humor, Lebensfreude
Motto: was du dem Geringsten getan hast
Kann gut abschalten

Beruf/ Ausbildung/ Reisen:
Reisen (nah und fern – kurz und lang)
Teile von Berufstätigkeit
Ich liebe meinen Beruf

Sterbende/ Angehörige:
Wunderbare Erlebnisse mit den Sterbenden
Bestätigung durch Gäste und Angehörige
Dankbarkeit: ein warmer Händedruck
und vielleicht ein Lächeln
Erinnerung an die, die ich begleitet habe

anderes:
Mein Gelübde, mein Wort

»Das ist ein Geben und Nehmen«

Die Frage nach dem persönlichen Zugewinn sowie der Zufriedenheit wurde folgendermaßen beantwortet:

Aussagen zum Gewinn in der Arbeit
Ja 88
Nein 3
o.A. 9

- 88 % sind rundherum oder eingeschränkt zufrieden. Nur 3 % sind nicht zufrieden und 9 % beantworten diese Frage nicht, geben aber bei Nachfrage in der Regel an, dass sie erst kurze Zeit dabei sind bzw., dass z.Z. die Arbeit umstrukturiert wird, oder auch persönlich – situative Gründe. Keine Begründung für die Beantwortung geben 13 Befragte.

Die Antworten verteilen sich wie folgt:

Persönlicher Zugewinn durch Hospizarbeit
Persönliches Wachstum:
Spiritualität/ Glaube 1
Soziales 7
Wissen/ Lernen 23
Einstellung 25
Verhalten 10
Gefühle 17
Lebenserweiterung/ neue Aufgabe/ Zugewinn 23
Lebensfreude/ Lebensintensität 10
Gemeinschaft mit anderen 12
anderes 10

- Den höchsten Zugewinn gibt es im persönlichen Wachstum (insgesamt 82 Nennungen), wobei Wissensgewinn und Einstellungsänderung (25) denn größten Anteil haben.
- Dann folgen die Bereiche Lebenserweiterung und Lebensintensität (23) sowie die Gemeinschaft mit Gleichgesinnten, die auch zur Lebenserweiterung gezählt werden könnte, aber aufgrund der hohen Nennungen (12x) eine eigene Kategorie erhielt. Fast immer wurde erwähnt, wie beschenkt sie sich von Sterbenden fühlen, die sie an ihrem Lebensrückblick haben teilnehmen lassen, die Möglichkeit von ihren Lebenserfahrungen zu profitieren und das Vertrauen, dass diese Geste beinhaltet.
- Ein Wachstum im Glauben/ spirituellen Bereich wurde nur einmal benannt. Das ist erstaunlich, da Umgang mit Sterben und Tod im menschlichen Grenzbereich stattfindet und dies häufig eine Beschäftigung bzw. Überprüfung der eigenen Glaubenseinstellung nach sich zieht. Im Fragebogen selbst wurde (absichtlich) nicht direkt danach gefragt; es wird aber davon ausgegangen, dass ca. 50 – 60 % der Befragten einer christlichen Glaubensgemeinschaft angehören (vgl. auch Kraftquellen der Arbeit). Es kann aber auch sein, dass Glaube/ Spiritualität so »ausgereift« sind, dass ein persönlicher Zugewinn hier kaum mehr möglich war, oder aber der Zugewinn wurde in diesem Bereich als selbstverständlich angenommen und bedurfte somit keiner Erwähnung.

Beispielaussagen in den Kategorien: persönlicher Gewinn

Persönliches Wachstum:	sozialer Bereich/ Kommunikation
	Viele Gespräche auch mit Kindern über Tod
	Größere Offenheit anderen gegenüber
	Durch Supervision u. Selbst- und Fremdreflexion mutiger im Umgang mit anderen
	Gelernt mit eigenen Kräften hauszuhalten
	Größere Selbsterkenntnis
	Mehr Menschenkenntnis erworben
Wissensbereich	Gelernt was im Leben wichtig und unwichtig ist
Kenntnisgewinn	Mehr Wissen über das Gebiet
Einstellungen	Bewusster das Sterben im Leben integrieren
	Mehr Toleranz Andersdenkenden gegenüber
	Veränderung der Einstellung zum eigenen Tod
	Bin selbstbewusster geworden
Gefühle/ Affekte/ Verhalten	Ängste abgebaut
	Größere Gefühlstiefe erworben
	Gelernt mit ungewöhnlichen Situationen umzugehen
	Habe Patientenverfügung erstellt
	Konzentriere mich auf das Wesentliche in meinem Leben
	Achte mehr auf Gesundheit
Lebenserweiterung	Neue sinnvolle Aufgabe bekommen
	Bin nicht mehr so oberflächlich – es haben sich andere
Welten erschlossen	
Lebensintensität/ Lebensfreude	Neue tiefere Lebensintensität
	Mehr Lebensfreude und Gelassenheit
	Sinnvolle hilfreiche Arbeit gibt auch Lustgefühl
	Genieße das Leben mehr als früher
	Der Lebensrucksack voll Schuld und schlechtem Gewissen wird etwas leichter
Gemeinschaft mit anderen	Gute Gemeinschaft Gleichgesinnter
	Neue Freundschaften entstanden
	Lebe Kontakte intensiver
abderes	Sterbende haben mich beschenkt
	Durch die Begegnung mit Sterbenden bin ich ein anderer Mensch geworden

- Die Kosten/ Einschränkungen die benannt wurden, waren entsprechend gering, z.B. »Jede Sterbebegleitung ist anders.« »Ich erlebe Sterbende und Angehörige unterschiedlich«, »Nicht immer gelingt es, genügend Zeit für den Sterbenden zu haben und er in Ruhe sterben kann« »Nicht alle Erwartungen haben sich erfüllt…«

4. Arbeitsbedingungen im Rahmen von Hospiz

Im vierten Teil des Fragebogens wurde nach den Bedingungen der Arbeit in den zugehörigen Hospizen gefragt:
- Organisation, Struktur einer Begleitung
- Umgang mit Verlust und Trauer in und durch Begleitung (Rituale)
- Ausbildung
- Betreuung während der Begleitung
- Fort- und Weiterbildung sowie
- Betriebsklima (auch zwischen den Ehrenamtlichen und Hauptamtlichen)

Vorab soll hier aufgeführt werden, dass, zum Erstaunen von Hospizleitungen, Antworten über »hardware«- Fakten innerhalb eines Hospizes von Ehrenamtlichen unterschiedlich bewertet wurden; das betrifft insbesondere: Rituale, Dauer und Grundlagen der Ausbildung, Kontakte mit anderen Hospizen. Gründe für diese unterschiedliche Sichtweise könnten daraus entstehen, dass bestimmte Angebote in ihrer Wertigkeit von Ehrenamtlern im Vergleich zur Leitung unterschiedlich gewichtet werden, z.B.:

- das (zufällige) Treffen von Bekannten (Ehrenamtlern) auf überhospizlichen Veranstaltungen,
- der »Rote Faden« der Ausbildung, der den Anbietern klar ersichtlich scheint, den Ehrenamtlichen aber nicht.
- Auch die Dauer der Ausbildung könnte unterschiedlich wahrgenommen werden, dass z.B. Kompaktwochenenden nicht als Teil der Ausbildung gesehen werden, u.a.m. Eine andere Möglichkeit wäre, dass gerade bei den Kompakteinheiten mehr Betonung auf gesellige Anteile gelegt wird, und von den Ehrenamtlichen diese zu Recht nicht als Ausbildungsanteile gewertet werden. Wie dem auch sei, es ist ein deutliches Zeichen, dass hier eine Veränderung im Kommunikationsstil ansteht, wenn Leitung erreichen möchte, dass ehrenamtliche SterbebegleiterInnen ihre Arbeit qualitativ hochwertig und mit genügend Engagement verrichten. Das geht nur, wenn der Stellenwert von Ausbildung für diese Tätigkeit deutlich wird, bzw. dass guter Wille und gesunder Menschenverstand für diese Tätigkeit eben nicht ausreichen.

»Wie viel Struktur braucht Begleitung?«

Bei der Frage, ob eine Art Verlaufsplan von der Kontaktaufnahme bis zum Abschluss der Begleitung entwickelt wurde, waren die Antworten wie folgt:

Verlaufsplan bei Begleitungen
Ja   36
Nein   49
o.A./ nicht bekannt   16

- Es wurden auch die Nein - Antworten teilweise kommentiert. Tenor war hier, dass jeder Sterbeverlauf individuell, einzigartig ist und dementsprechend auch behandelt werden muss. Damit kann ein standardisierter Ablaufplan nicht funktionieren.
- Der so genannte Standardablauf wurde häufig folgendermaßen kommentiert: Kontaktaufnahme –Kennenlernen – Begleitung bis zum Tod – Bestattung – Zuwendung zu Hinterbliebenen. Weitere Umstände ergeben sich – so nach Darstellung der Befragten – aus den Unterschieden: Stationäre Einrichtung vs. häusliche Begleitung und Langzeitbetreuung vs. Sitzwachen. Während die Sitzwachen lapidar mit Begrüßung – Begegnung – Abschied beschrieben wurden und oftmals kommentiert mit Äußerungen wie »man versucht durch Orientierung im Raum Anhaltspunkte zu bekommen« oder »wenn möglich, vorsichtiges Heranfragen bei Verwandten/oder Pflegepersonal/Abzulösenden...«, ist die systematische und standardisierte Vorgehensweise bei häuslicher Langzeitbetreuung auffallend: *Telefonkontakt – Erstbesuch durch hauptamtliche Mitarbeiter – Zuteilung der Ehrenamtlichen und Grundinformation – Vorstellung der Ehrenamtlichen bei den Betroffenen evtl. mit Hauptamtlichen – Kontraktaushandlung (Häufigkeit, Dauer der Besuche, inhaltliche Schwerpunkte...) – Begleitung – nach dem Tod evtl. Hilfe beim Waschen/Aufbahren, Teilnahme an der Bestattung bzw. Grabbesuch und 1- bis max. 2maliges Treffen mit Hinterbliebenen – Abschlussbericht.* Die Begleitung wird gestützt durch Fallbesprechungen, Supervision und regelmäßige Kontakte sowie die Anfertigung von Besuchsprotokollen.
- In Gesprächen mit Ehrenamtlichen, die aufgrund der Befragung initiiert wurden und auch aus Erfahrung der Autorin kann nur empfohlen werden, (mündliche) Vereinbarungen festzuhalten (die selbstverständlich veränderbar sind), da der Erfolg einer Begleitung häufig auch von klaren Absprachen (für wen arbeite ich, was sind die vorrangigen Inhalte meiner Tätigkeit wie oft, wie lange, etc.) abhängt, und damit auch die Zufriedenheit oder Entlastung der Ehrenamtlichen nach Beendigung einer Einheit bzw. Begleitung.

»Wie viel Abschied braucht der Mensch«

Rituale in Hospizen im Umgang mit Sterben, Tod und Trauer

Nicht nur in der Literatur wird auf die nötige Ablösung aus Begleitungen hingewiesen, auch die Ehrenamtlichen berichten immer wieder, wie lange sie eine schon abgeschlossene Sterbebegleitung »verfolgt«, sie davon träumen und wie schwierig es sein kann, sich gerade von weniger »geglückten« Begleitungen - denn die gibt es auch – zu trennen. Nicht immer ist es möglich, die Toten noch einmal zu sehen oder an der Bestattung teilzunehmen. Diese können dann (unbewusst) in die neue Begleitung mitgenommen werden und dort belasten. Aus diesen und anderen Gründen sollten Abschiede von Begleitungen in der Hospizarbeit einen hohen Stellenwert haben und nicht ausschließlich dem individuellen Bedürfnis und Vermögen des Einzelnen überlassen bleiben. Die Befragung ergab, dass hier – gerade im Sinne der Fürsorgepflicht für die Ehrenamtlichen - offensichtlich noch Einiges zu tun ist.

Ritualerfahrungen
Ja   48
Nein   28
o.A.   24

Mehr als sie Hälfte der Ehrenamtlichen verneint oder beantwortet die Frage nicht, während die anderen zum Teil von mehreren unterschiedlichen Ritualen berichten. Welche Rituale sind das?

Rituale, die von Ehrenamtlichen im Rahmen des Hospizes erfahren wurden

Individuelle Rituale	3
Jährliches Abschiedsritual für alle Verstorbenen aus allen Begleitungen	17
Aufbahren der Toten und Verabschiedung	4
Aussegnung mit Haupt- und Ehrenamtlichen, Angehörigen	5
Gedenk – Gottesdienst für jeden Verstorbenen	6
Gestaltung von Lebensübergängen in der Gruppe	1
Gemeinsame Feiern zum Jahresende	1
Gästebuch/ Gedenkbuch	5
Kerzenanzünden/ Gebet unmittelbar nach dem Tod	3
Gedenken in Gruppentreffen	7
anderes	6

- Die Befragten, die mit »nein« antworteten, schränkten teilweise ein, »*Rituale müssen wachsen*« »*jede Begleitung sollte ihr persönliches Abschiedritual entwickeln*«
- Die Gestaltung der Gedenkfeiern/ Rituale wurde teilweise ausführlich beschrieben. So wurden unterschiedliche Teilaspekte aufgezählt wie: *Nennung der Namen aller Verstorbenen eines Jahres - Kerzen anzünden für jede Verstorbene - Schwimmkerzen/Blumen dem Wasser übergeben - Gebete, Bibeltexte, Musikstücke, Lieder als feste Bestandteile - Meditatives Tanzen* u.v.a.m. aber auch Äußerungen wie »*ja machen wir, haben aber kein Konzept*«.

»Fit wie ein Turnschuh« oder »So gut ausgebildet ist nur die freiwillige Feuerwehr«

Qualifizierung für die Tätigkeiten

Ausbildung der Ehrenamtlichen für die Hospizarbeit

Ja	87
Nein	8
o.A.	5

Weniger als 10 % der ehrenamtlich Tätigen hat keine Ausbildung für die Tätigkeit erhalten. Das hört sich zuerst einmal gut an. Es ist unabdingbar notwendig, Sterbe- und TrauerbegleiterInnen auf ihre Aufgabe vorzubereiten. Nur eine Schulung kann sicherstellen, dass mit den Wünschen und Bedürfnissen von Sterbenden, ihren Angehörigen und Freunden sowie denen von trauernden Menschen respektvoll umgegangen wird.

Dauer der Ausbildung in Stunden (geschätzt)

Stunden	n
Keine Ausbildung	9
- 30	4
31 - 50	20
51 - 100	31
> 100	17
o.A.	19

- Ca. 25 % der insgesamt Befragten haben eine Ausbildung, die bis zu 50 Stunden umfasste.
- Ca. die Hälfte verfügt über Ausbildungseinheiten um die bzw. mehr als 100 Stunden. Der Rest (19 %) hat keine Auskunft über die Dauer geben können oder wollen. Nach Information der Autorin und Auskunft der Hospizleitungen liegt die Ausbildungszeit heute bei ca. 120 – 140 Stunden. Die Ausbildungszeiten der älteren Hospizmitarbeiter können kürzer gewesen sein. Allerdings betrug der Anteil von Hospizlern mit einer Zugehörigkeit jenseits von 5 Jahren nur ca. 30 %. Dabei fallen bei den Vorbereitungskursen solche mit hoher Stundenzahl und Tages- bzw. Wochenendkurse auf. Trotzdem erstreckten sich die Vorbereitungen auf mindestens ein Jahr und beinhalten auch praktische Tätigkeiten (Visitationen u./o. Praktika in Hospizen, Sozialstationen, Krankenhäusern). Es gibt Kritik an der Streckung dieser Schulungszeit. Auf der anderen Seite sollte jedoch auch bedacht werden, dass eine entgültige Entscheidung für diese Tätigkeit »Reife«-Zeit braucht; insbesondere auch die Aufarbeitung eigener Verluste, die immer ein Teil der Ausbildung sein sollte.
- Natürlich sagt die Länge und die Zeitintensität nicht unbedingt etwas über die Qualität der Ausbildung aus. Jedoch ist die Haltung der 80er Jahre verschwunden, bei der noch ein Teil der hauptamtlichen Hospizler meinten, nur das »Dasein« und der unvor-

eingenommene! nicht verbildete! Mensch mit »gesundem Menschenverstand« wäre ein wesentlicher Gewinn für die Sterbebegleitung.
- Bei der Frage nach dem Anlass zur Mitarbeit wurden – wie gezeigt - insgesamt 63 % persönliche bzw. berufliche Erlebnisse/Erfahrungen beim Sterben und bei Verlusterfahrungen benannt. Diese müssen ja – bevor die »professionelle Sterbebegleitung« beginnt – aufgearbeitet werden. Und hier ist kritisch anzufragen, ob das tatsächlich in einer Ausbildung unter 50 Stunden neben theoretischen und praxisrelevanten Inhalten geleistet werden kann. Eine Befragte schrieb, dass sie »schon Einiges an Kenntnissen mitgebracht« hatte, der Rest in Aus- und Fortbildungen erworben wurde. Wie viel und welche Reste das waren, wurde leider nicht erwähnt. Das zeigt aber auch, dass Ehrenamtliche nicht nur problemorientiert rekrutiert werden sollten, sondern auch ressourcenorientiert. Sie wollen ihre Fähigkeiten einsetzen und eben nicht Lückenbüßer oder Aushilfskräfte sein.

Es wurde ebenfalls nach dem der Ausbildung zugrunde liegenden Konzept gefragt. Die Frage nach einem Konzept wurde von 2/3 mit ja beantwortet.

vorhandene Ausbildungskonzepte
Ja 69
Nein 10
o.A. 21

Die Frage, nach welchem Ausbildungskonzept gearbeitet wurde, ergab folgendes Bild:

verwendete Ausbildungskonzepte
Verlass mich nicht VELDK [26] 23
Alpha [27] 6
IGSL 3
Selbstentwickeltes Konzept 33
anderes 6

- Das offensichtlich am häufigsten angewandte, standardisierte Konzept ist das der VELDK, wobei oft erwähnt wurde, dass dies nach gemachten Erfahrungen für eigene Belange verändert und erweitert wurde. Auch die 33 % der selbsterstellten Hospiz–Konzepte beziehen sich laut Aussagen der Befragten z.T. auf das VELDK–Konzept (auch Celler Modell genannt). Das VELDK-Konzept ist dasjenige, welches zu Beginn der Hospiz–Bewegung in Deutschland als erstes vorlag, in nachfolgenden Auflagen aktualisiert und verbessert wurde, und sicher eine gute Einführung in die Thematik »Sterben und Tod« bietet. Allerdings ist es stark christlich geprägt, mehr als die vergleichbaren anderen Konzepte. Ob es aber als praxisnahe und ausreichende Vorbereitung für Sterbebegleitung ausreicht, um eine angemessene Wissens-, Handl-ungs-, und Selbstkompetenz zu entwickeln, muss an dieser Stelle in Frage gestellt werden dürfen, insbesondere da nur ein Teil der wichtigen Themen des

Feldes abgehandelt wird. [28] Darum ist es sicher notwendig, dass Hospize die vorliegenden Konzepte verändern und ergänzen, was viele offensichtlich auch machen.

»Ein Bruchteil davon am Arbeitsplatz und mir ginge es richtig gut«

Begleitung/ Betreuung der Ehrenamtlichen

Begleitung und Betreuung von Ehrenamtlichen

	ja	nein	o.A.
Gesprächsrunden/ Fallbesprechungen	83	5	12
Supervision	76	10	14

Diese intensive Betreuung zeigt hohes Verantwortungsgefühl der Leitung für die Aufgabe und den Ehrenamtlichen gegenüber. Die Hospize scheinen in die »Ehrenamtlichen« erheblich zu investieren, und sicher fühlen sich MitarbeiterInnen in ihrer Tätigkeit ernst genommen und gewürdigt. Dass es weder einer Ausbildung und nur sporadischer Fallbesprechung oder Supervision bedarf für eine angemessene Blumen-, Boden- oder Küchenpflege ist selbstverständlich (vgl. in Kapitel 2). Auch für Einkäufe, Vorlesen und Spazierengehen braucht es keine große Vorbereitung und Begleitung. Wenn aber solches schwerpunktmäßig die Aufgaben von MitarbeiterInnen im Hospiz sind, unterscheidet sich ihre Arbeit kaum von derjenigen der Besuchsdienste. Aber Langzeitbegleitungen und die schwierigen, auslaugenden Sitzwachen haben sicher einen anderen Betreuungsbedarf. Einsame Reflexionen zuhause oder zufällige mit Kolleginnen im Bus oder am Telefon, sind kein Ersatz für die systematische Auseinandersetzung mit der Situation und der eigenen Person in einer Sterbebegleitung. Im übrigen äußern BewerberInnen im Vorstellungsgespräch auch andere Vorstellungen.

Exkurs: Supervision

An dieser Stelle soll noch einmal ein Blick auf das Besondere der Supervision bei ehrenamtlichen MitarbeiterInnen in der Hospizbewegung geworfen werden. Unter der Voraussetzung, dass eine sorgfältige Rekrutierung und Auswahl vor und während der Ausbildung stattgefunden haben, verfügen die Ehrenamtlichen im Hospiz über:

- die Bereitschaft der Auseinandersetzung mit sich und hier insbesondere mit der eigenen Sterblichkeit sowie mit den erlebten Verlusten,
- der Bereitschaft, aus eigenen und aus Erfahrungen anderer zu lernen,
- der Bereitschaft zu regelmäßiger Fort- und Weiterbildung sowie Supervision,
- die Bereitschaft, sich für andere zuverlässig in kritischen Lebenssituationen zu engagieren,

- die Bereitschaft zur Zusammenarbeit mit Personen und Institutionen,
- Grundkenntnisse in Bezug auf Kompetenzen, die von HospizmitarbeiterInnen bei ihrer speziellen Aufgabe gefordert sind.

Hier geht es also nicht um gutwillig Naive, die über »Zartheit, Sanftmut, Demut, Wärme, Mitleid, Liebe und Behutsamkeit« verfügen [29] und eingesetzt werden können, sondern um selbstbewusste, kompetente MitarbeiterInnen, die nicht ohne gesunden Menschenverstand aber auch mit Wissen, Handlungskompetenz und Erfahrung selbständig ihre Begleitung machen, und nicht »Mitstreiter oder Combattanten« von Professionellen« sind. Supervision soll das ehrenamtliche Selbstverständnis klären und zum eigenverantwortlichen Handeln in der Arbeit mit Sterbenden, deren Angehörigen und Freunden sowie trauernden Menschen führen. Damit ist Supervision methodisch strukturierte Reflexion der Praxis.

Ziele dabei sind u.a.:
- Erweiterung und Vertiefung des Wissens über soziale und institutionelle Rahmenbedingungen.

Dazu gehören:
- Klärung in Bezug auf die Ziele der Arbeit, Erkennen von Bedingungen und Strukturen, die hemmend bzw. förderlich sind und das Lernen von Verhaltensweisen, um konstruktiv damit umzugehen.
- Erweiterung und Differenzierung des praktischen Handlungsrepertoires mit dem Erfassen von Zusammenhängen zwischen Handlungsabsicht, Handlung und Handlungswirkung.
- Diskrepanzen zwischen Anspruch und Wirklichkeit bei sich und anderen deutlicher zu sehen. Dazu gehört u.a. die Klärung der eigenen Motivation und das Bearbeiten von Probleme, die zwischen Ehrenamt, beruflicher Identität und privatem Umfeld entstehen (können) und Rollenklarheit.

Supervision unterscheidet sich damit von Fachbegleitung (Fallbesprechungen), Teamsitzungen und Gesprächsrunden sowie Fort- und Weiterbildung, indem sie auch personale Anteile der TeilnehmerInnen wie deren Erfahrung, Motivation, Einstellungen, Werte, ihre Rolle gegenüber Sterbenden und als Ehrenamtliche in der Institution sowie die Auswirkungen ihrer Arbeit in Kontext ihres privaten Umfeldes und des Teams, in dem sie – zusammen mit hauptamtlichen MitarbeiterInnen arbeiten - in die Reflexion mit einbringt.

Allgemein stellen sich die Lernbereiche der Supervision wie folgt dar (nach Degwart und Krüger):

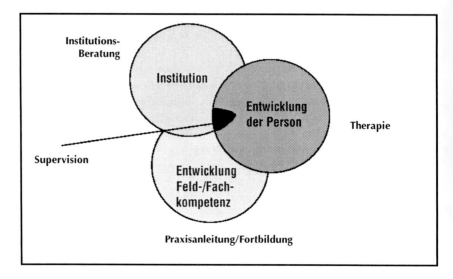

Dabei kann sich die Supervision nicht immer völlig ausbalanciert zwischen diesen drei Bereichen bewegen, sollte aber darauf achten, dass sie alle Bereiche im Blick behält und u.U. auch Impulse setzt, damit nicht ein Bereich auf Dauer und auf Kosten der anderen beiden die Supervision »regiert«, und die anderen Lernprozessebenen ausklammert.

Neben den Ehrenamtlichen und den Supervisoren spielt natürlich auch die Institution mit ihrem Arbeitsauftrag eine nicht unerhebliche Rolle für eine erfolgreiche Supervision und effektive Arbeit. Diese Einflussgrößen sollen im Folgendem betrachtet werden, insbesondere in ihren Auswirkungen auf die Supervision.

Das Hospiz und die Hospiz-Leitung

Folgende Faktoren im Rahmen der Institution können u.a. von Belang für die Supervision sein:

- Welches gelebte *Leitbild* wird vertreten und welche Konsequenzen ergeben sich daraus für die Einschätzung der ehrenamtlichen Arbeit? Welche Anforderungen und Zumutungen an Ehrenamtliche sind berechtigt, welche Gegenleistung sind (notwendigerweise/ zwingend) zu erbringen?
- Auch den *lebensweltlichen Ansatz* (ethische und religiöse Orientierung) gilt es deutlich zu machen und eine Offenlegung evtl. noch (verdeckter) »Lehrpläne«.

In den Leitungsebenen fehlen oft die notwendige Klarheit und Abgrenzung und so suchen sich Ehrenamtliche häufig ihre Ziele selbst, die dann nicht konform oder überangepasst - quasi im vorauseilendem Gehorsam - mit den heimlichen Lehrplänen sind.[30]
- Im Rahmen der Untersuchung wurde deutlich, dass bei den Leitungen ein unterschiedliches aber grundsätzlich sehr unklares Bild übers Ehrenamt besteht und dies in den überwiegenden Fällen noch an dem Bild aus der Mitte des letzten Jahrhunderts orientiert ist: Hilfskräfte für Profis, die eine sinnvolle und sozial anerkannte Beschäftigung suchen und pflegeleicht in der Betreuung sind. Wenige haben gelernt mit (motivierten) Ehrenamtliche umzugehen und scheinen auch nicht immer dazu bereit. Z.B. werden Ehrenamtliche gerade auch in stationären Hospizen mit den angebotenen Tätigkeiten deklassiert und in ihren Möglichkeiten beschränkt. Sie werden für ungeliebte pflegerische Hilfstätigkeiten oder Putzarbeiten eingesetzt, die im eigentlichen Sinn nicht unmittelbar zur ehrenamtlichen Sterbebegleitung gezählt werden können. Das mag auch daran liegen, dass sie als Konkurrenz und Jobkiller gesehen werden. Diese Einstellung zeigt sich im Sprachgebrauch einiger Hospize, die von Helfern anstatt von Mitarbeitern sprechen, die Sprachmuster aus dem Pflegebereich präferieren wie »Einsatzpläne müssen erstellt, Einsatzprotokolle geschrieben werden«, es wird von Patienten gesprochen, etc.. Das liegt auch darin begründet, dass die Leitungsebene vorwiegend aus dem medizinischen Bereich stammt, die Hospizidee aber grundsätzlich hier mit einem Mehr an Distanz gerade auch zu dieser Institution und ihren Standards gedacht wurde.

In der Untersuchung von Baldas u.a. (Caritas)[31], in der das Verhältnis von Haupt- und Ehrenamtlichen[32] untersucht wurde, sind u.a. folgende Ergebnisse festgestellt worden:

1. Ca. 50 % der Hauptamtlichen sehen die Zusammenarbeit mit den Ehrenamtliche positiv,
2. ca. 70 % sehen Ehrenamtliche als wichtige Ergänzung hauptberuflicher Tätigkeit,
ca. 69 % sehen in der Tätigkeit eine *Helferfunktion,*
ca. 25 % sehen Ehrenamtliche als *gleichberechtigte Partner,*
ca. 3 % sehen sie als *professionelle Helfer/Experten.*
3. Auf die Frage »können Ehrenamtliche ihrer Aufgabe gerecht werden?«, antworten
ca. 44 % mit ja, ca. 56 % aber haben mindestens Zweifel und letztlich
4. ca. 20% der Profis befürchten, dass viele Professionelle in Zukunft durch Ehrenamtliche ersetzt werden.

Dass Leitung und Hauptamtliche von den Ehrenamtlichen in dieser Untersuchung so positiv gesehen werden, ist erfreulich, allerdings scheint diese positive Bewertung nur in eine Richtung zu verlaufen. Warum das so ist, kann viele Ursachen haben. Neben den von Profis genannten könnten auch folgende Faktoren eine Rolle spielen, die in der Supervision betrachtet werden sollten:

Beziehung Ehrenamtliche – Professionelle: Ehrenamtliche übernehmen in der Sterbebegleitung häufig solche Aufgaben, die den Betroffenen wichtig sind, aber nicht zu den bezahlten Grundbedürfnissen gehören. Sie entlasten die Beteiligten und Betroffenen, wofür diese dankbar sind, während die Arbeit der Profis als bezahlte Dienstleistung gilt und dementsprechend als selbstverständlich angesehen wird.

Berührungsängste?: Ehrenamtliche sind in der Regel besser auf das Sterben und den Tod vorbereitet, haben häufig weniger Ängste und Vorurteile, schätzen Situationen oftmals richtig ein, sind Experten im positiven Sinn. Sie haben häufig profundes Wissen über Schmerztherapie, Betreuungsbedarf, mehr Informationen über Homecare und Hilfsquellen und manchmal auch Krankheitsverläufe. Das sehen Profis nicht immer gern. Hospizler haben gelernt im Angesicht von Sterben und Tod auszuhalten; etwas, das noch lange nicht alle Professionellen können. Diese erleben dann die Ehrenamtlichen manchmal als Vorwurf, als Kontrollinstanz, als Herausforderung. Die ehrenamtlichen MitarbeiterInnen dagegen sehen sich, ihre Beziehung zu Hauptamtlichen und ihre Ansprüche anders: Gesellschaftliches Engagement ja, Weiterentwicklung/ Selbstverwirklichung auf alle Fälle [33], angemessene Sozialkontakte inklusive, Konkurrenz zu Hauptamtlichen bzw. Hilfsarbeiter eher nein, aber bitteschön Kooperation und Akzeptanz und Anerkennung der erbrachten Leistung. Die meisten sind aufgrund ihrer Lebensgeschichte, ihrer beruflichen Fähigkeiten, ihrer Persönlichkeit hochkompetent und sie wollen diese Kompetenzen einbringen. Sie sehen sich nicht als Helfer der Professionellen sondern als Experten in eigener Sache.

Selbstbewusstsein?: MitarbeiterInnen aus Hospizen sind selbstbewusst. Die Ehrenamtlichen eines Hospizes haben Status. Der Status von Krankenpflegepersonal, von Altenpflegern und anderen helfenden Berufen hat z.Z. eine Abwertung erfahren, während das Ehrenamt in der Gesellschaft im hohen Ansehen steht. Das nagt am Selbstwertgefühl. Ehrenamtliche machen die Arbeit auch nicht als Broterwerb, sie müssen sich nicht institutionellen Zwängen unterordnen, sie haben in der Regel eine adäquate Ausbildung für den Job, sie sind nicht ausgebrannt, sie erfahren Unterstützung durch Supervision, Fort- und Weiterbildung, sie *müssen* nicht leisten. Ehrenamtliche haben kein Bedürfnis nach Unterforderung. Das alles bedeutet für die Leitung einen schwierigen Balanceakt. Auf der einen Seite sind Ehrenamtliche das Gerüst des Hospizes. Sie müssen gepflegt, betreut und gefördert werden. Auf der anderen Seite wird durch die Pflegenden u.a. Professionellen (stationär und ambulant) eine quasi Unterordnung unter deren Arbeitsbedingungen und -bedürfnissen erwartet. In Richtung Ehrenamtliche heißt das für die Leitung z.B. Balance zwischen Unter- und Überforderung, unklare oder wechselnde Standpunkte mit der Folge von Missverständnissen, Notwendigkeit einiges zu deckeln, ...

... weil Ehrenamtliche, die guten Willens sind nicht kritisiert werden dürfen,
... weil sie heimliche Lehrpläne mit Grenzüberschreitungen erfüllen,
... weil vielleicht keine MitarbeiterInnen verloren gehen dürfen,
... weil es schwer fällt Menschen zu sagen, dass sie für diese Tätigkeit ungeeignet sind,
... weil keine Disharmonien ertragen werden bzw. Probleme ausgetragen werden können/ dürfen,
... weil die leidige Mitgliedsliste von stolzen 70, von denen vielleicht 20 aktiv sind wegen der Außenwirkung nicht gekürzt werden kann, u.v.a.m.

Hier stellt sich die Frage: Warum können Verluste, die das Hospiz betreffen nur selten sauber bearbeitet werden, von der Abmeldung bis hin zum Ausschluss. Das ist nicht nur eine Frage der Psychohygiene und Akzeptanz von Realität, sondern abschiedlich leben und arbeiten zu können, ist Basis der Hospizarbeit. Ehrenamtliche Hospizarbeit dauert in der Regel nicht ein ganzes Leben. Bedingt durch berufliche Situation, Umzug, veränderte familiale Konstellation bis hin zur Sättigung und Unzufriedenheit mit den vorliegenden Bedingungen. Sieben Jahre dauert die durchschnittliche ehrenamtliche Mitarbeit nach vorliegenden Untersuchungen.

Diese gelebten Unklarheiten in Bezug auf das Ehrenamt wirken sich nicht nur auf die Organisation/ Strukturen/ Aufgaben aus, sondern haben auch Einfluss auf die Supervision. Die Frage der Leitung in Bezug auf das Ehrenamt müsste lauten: Wie schaffen wir es mit den vorhandenen aber begrenzten Ressourcen sinnvoll umzugehen, d.h., keine Unter- oder Überforderung und kein Überengagement der Ehrenamtlichen, keine Überversorgung, Überförderung und dabei natürlich keine Abstriche an der Qualität der zu leistenden Begleitungen.

- Ähnliches gilt auch für Funktionen und Strukturen: Wer ist in welcher Funktion beteiligt (hauptamtlich, ehrenamtlich), wie verbindlich sind die Strukturen, wie verlaufen die Informationen (wer wird überhaupt informiert und auf welche Weise)? Ehrenamtliche haben nicht die verbindlichen Strukturen wie Hauptamtliche sind aber mehr auf Informationen angewiesen, oder anders: Information ist eine Bringeschuld der Leitung an die Ehrenamtlichen. Gibt es Versammlungen, Sprecher, Mitspracherecht?, wenn ja, auf welchen Gebieten und wie viel? Oft werden diese Punkte vernachlässigt oder sie werden beliebig gehandhabt. Nicht immer lösen die Informationen über Veränderungen von Strukturen, Vorschriften, Regelungen, haftungsrechtliche Fragen etc. bei den Ehrenamtlern Begeisterungsstürme aus. Nichts desto trotz ist Information, Beteiligung/ Mitarbeit bei Gestaltung des Hospizes sinnvoll und nötig. Wie (gleich)berechtigt, wie verantwortlich sind Ehrenamtliche, gibt es Möglichkeiten der Mitentscheidung? Oder sind Ehrenamtliche Mitarbeiter, die sich im Standby für Basisarbeit zur Verfügung halten sollen und mit der Ausgestaltung des Hospizes bzw. der Palliativeinrichtung nichts zu tun haben? Wer bestimmt das Maß und die Themen von Fort- und Weiterbildung?, kommt das aus der inneren Bewegung des Teams oder entscheidet die Leitung? Wellness-Versorgung, Jahres(zeiten)feiern sind sicher auch Zeichen für Anerkennung und Dank, ersetzen aber nicht zielgerichtete, themenorientierte Arbeit.

- Wissen Mitarbeiter über Kooperation und Vernetzung der Institution, in der sie arbeiten und deren Einfluss auf die Ausrichtung des Hospizes und letztlich auf die Arbeit der Ehrenamtlichen bescheid?

Diese Unklarheiten, die unsicheren Informationskanäle, Verquickungen von Funktionen, Verstrickungen innerhalb und außerhalb mit Kooperationspartnern und Konkurrenten, heimlichen Einflussgrößen u.a.m. werden häufig in der Supervision deutlich. Sie frustrieren Beteiligte und sind schwer aufzuarbeiten, da sie Tabubereiche betreffen und der Arbeitsauftrag an die Supervision den institutionellen Faktor häufig ausgeklammert wissen will.

- Supervision kostet (viel) Geld. Bei weitem nicht alle ehrenamtlichen Mitarbeiter auf anderen Gebieten haben sie (in diesem Umfang). Welche Rolle ist der Supervision von der Institution und der Leitung zugedacht? Supervision hat nicht nur für die Arbeit sondern auch für die Ehrenamtlichen einen hohen Stellenwert als Anerkennung der wichtigen und schwierigen Tätigkeit und als Verpflichtung sich persönlich kontinuierlich weiter zu entwickeln und Kompetenzen für die Arbeit zu erwerben. Soll sie eingebunden werden in die Verstrickung, Loyalität herstellen oder erhalten?, Macht oder Machtmissbrauch rechtfertigen? Wie wird Supervision funktionalisiert/ instrumentalisiert: »....wir wollen, und auch die Supervisorin hat gesagt...« Supervision kann und sollte auch nicht schwierige Prozesse decken bzw. nur dafür sorgen, dass es den Teilnehmern gut geht, ein Müllabladeplatz für private und berufliche Probleme, Therapie-Ersatz oder −Zusatz sein und für eine euphorische Stimmung sorgen. Sie tut gut daran nicht nur ihre Unabhängigkeit zu bewahren, sonst befindet sie sich über kurz oder lang zwischen Baum und Borke (Leitung und Basisgruppe). Manchmal kamen in der Untersuchung Zweifel auf, ob die Leitung zwischen Fallbesprechung, Teamsitzung und Supervision überhaupt sauber unterscheiden konnte oder wollte, aber das sind keine beliebigen austauschbaren Steuerungsinstrumente.

Die Ehrenamtlichen

Die Gruppe der Ehrenamtlichen ist wie gezeigt wurde - heterogen in Bezug auf
- demografische Variablen: Alter (range : Mitte 20 – 80), Geschlecht (über 90 % Frauen), Familienstand (ca 50 % verheiratet, bzw. mit LebenspartnerIn zusammenlebend), beruflicher Status (ca. 50 % berufstätig) vom Rechtsanwalt bis Krankenschwester, Gärtner, Psychologe und Techniker. Im Hospiz arbeiten Menschen aller erwachsenen Altersgruppen. D.h., Großmütter und -väter, Mütter und Väter sowie Töchter und Söhne treffen mit ihrem unterschiedlichen Erfahrungen und Sozialisationshintergründen aufeinander. Das kann zu spannenden Lern- und Austauschmöglichkeiten führen, und tut es in der Regel auch, so wie auch Konflikte und Übertragungen möglich sind, die bearbeitet werden müssen. Das gilt natürlich auch für den

beruflichen Hintergrund, der sehr unterschiedliche Sichtweisen und Einstellungen in Bezug auf Krisen, Menschen in Notlagen, Sterben, Tod und Trauer ermöglicht. Das kann sehr bereichernd wirken, wenn nicht die »sozialen Berufe«, und hier insbesondere die Pflegeberufe, eine Hospizgruppe dominieren.

- Diese Heterogenität findet sich auch in Bezug auf die eigentliche hospizliche Arbeit: Vorerfahrung mit Verlusten (ca. 80 %), Vorerfahrung in der Sterbebegleitung (ca. 50 %), zeitlichem Engagement/ Intensität (qualitativ und quantitativ) im Ehrenamt, Arbeitsaufgaben/ Belastungen innerhalb der Hospizarbeit, Vorerfahrung mit Ehrenamt, Supervision, Zufriedenheit mit der Arbeit, den Rahmenbedingungen, der sozialen Betreuung, Fort- und Weiterbildung, Fachberatung, Supervision, u.a.m., Anlass/ Ziele für die Mitgliedschaft. Das alles sind Themen, die direkt oder indirekt in der Arbeit eine Rolle spielen und in der Supervision aufgegriffen werden müssten. Viele aber nicht alle sind in einer Gruppe kommunizierbar: Lernen mit eigenen Ängsten umzugehen, eigene Verlustverarbeitung (Schuld, Wiedergutmachung), Kompensation verhinderter professioneller Ansprüche, Therapieersatz, Flucht aus dem privaten Bereich, Vergesellschaftung, hohes gesellschaftliches Renommee ja nur einige sind; die Basis für Hospiz ist Sterbende (und ihre Angehörigen) in schwierigen Situationen beizustehen Aber die Frage »wer nutzt das Hospiz wofür« ist jedoch selten klar zu benennen.

- Motivation in Bezug auf die Supervision ist damit ebenfalls differenziert: 85 % sind entschieden dafür, 15 % gleichgültig bis ablehnend; dabei sind die 15 % u.a. der Meinung, :*...Supervision setzt unter Leistungsdruck, Konkurrenzen entstehen, was nicht im Sinne des Gruppenklimas sein kann, sie wollen sich nicht ausfragen lassen, wollen keine Rechtfertigung der freiwillig erbrachten Leistung, meinen der gesunde Menschenverstand (GMV) muss reichen, Supervision ist reine Nabelschau, Fallbesprechungen reichen aus, diese Zeit kann nicht auch noch investiert werden«.* Kurz, Supervision und (zu viel) Fort- und Weiterbildung zerstören Kuschelecken, schaden dem Selbstwert der Ehrenamtlichen und der Gemeinschaft. Die 85 % uneingeschränkte Ja-Sagerinnen haben ebenfalls unterschiedliche Motive. Sie möchten »*... von anderen hören, wie diese begleiten, sie wollen »etwas« über sich lernen, sich über die Arbeit austauschen, mehr Handlungskompetenz erwerben, Entlastung und Überprüfung des eigenen Tuns erhalten, sich mit unterschiedlichen Sicht- und Handlungsweisen auseinandersetzen, konkrete Hilfe in Einzelfällen erhalten, Tabuthemen ansprechen (Sexualität, Begleitungsabbrüche, Konfrontation mit Ärzten, Pflegepersonal, Angehörigen, ethische und religiöse Fragen, Fehler von Hospizleitung...) ihre professionelle Identität als HospizmitarbeiterInnen mit Supervision untermauern, lernen mit zeitlich begrenzten Ressourcen optimal und ohne schlechtes Gewissen umzugehen, sie möchten auch berufliche und private Probleme einbringen,«* und natürlich gibt es auch die Voyeure (ohne eigene Sterbebegleitung), die Supervision als Peepshow und/ oder wie bereits erwähnt Ersatz- und Ergänzungstherapie nutzen möchten. Und nicht zuletzt: Reflexionsmöglichkeiten und –bereitschaft.
- Was die Supervisanden in der Supervision als hilfreich empfinden bzw. sich wün-

schen ist: eine Regelmäßigkeit der Termine (ca. 2 mal im Monat), eine Entlastung bei ethischen und moralischen Problemen, Entwirrung von Verworrenem – die Unterscheidung von Wesentlichem und Unwesentlichem -, kurze Informationseinheiten im Anschluss an die Bearbeitung eines Problems, Auseinandersetzung mit Grenzen (eigenen und fremden), ständige Reflexion des eigenen Tuns, Bearbeitung mit »Rand«-Problemen wie Probleme mit Angehörigen, institutionellen Bedingungen, wo Hospiz-Mitarbeiter zwischen Sterbenden und institutionellen Gegebenheiten stehen, Wunsch sich für ihr Klientel einzusetzen aber durch Rahmenbedingungen gehindert werden und Unterstützung suchen u.a.m., das alles darf »natürlich durchaus Freizeitqualität« haben.

- Eher weniger werden die Bereiche Konflikte/ Probleme innerhalb des eigenen Teams, Konflikte mit der Leitung, zwischen Haupt- und Ehrenamtlichen thematisiert, werden (Kritische) Anfragen an Palliativ- und Hospiz-Institutionen und deren Strukturen und ihre Entwicklung gestellt, an die Vernetzung und Kooperationen mit Krankenhäusern, Sozialstationen, Altenpflegeheime...

- Tabuthemen sind: Überengagement, Burnout, Fluktuation der Mitglieder, Einsatzbereitschaft, Einsatzfähigkeit von Mitgliedern. Fast alle Hospize haben – wie schon erwähnt – Mitarbeiter-Listen von ca. 60 – 70 Ehrenamtler, von denen aber höchstens ein Drittel aktiv tätig ist. Wer ist dafür verantwortlich, Kollegen, die Leitung, oder....? Solche Fragen werden als Verrat an der Gruppe bzw. dem Gruppenzusammenhalt bewertet.

- Kontrakte: für wen/ was bin ich wie und wie lange verantwortlich, u.a.m. Nach meinen Erfahrungen ist das ein wichtiger Knackpunkt, der von den Leitungen nicht immer sauber mit den Ehrenamtlichen ausgehandelt wird, häufig zu Konflikten, Frustrationen, Versagensgefühlen führt, die unnötig sind, da solche kontraktlichen Absprachen zwingend notwendig für Klarheit, Effizienz und Erfolg in der Arbeit sind, und Supervision tut gut daran, diese Dinge wenigstens im Nachhinein zu klären.

Bei der Überprüfung der Themen fällt auf, dass Einiges davon in Gesprächsrunden bzw. in Fallbesprechungen ebenso gut aufgehoben sein könnte. Das bedeutet sicher auch, dass so genau in den Hospizen zwischen den einzelnen Angeboten (z.B. Supervision, Fallbesprechung, Teamsitzung) nicht unterschieden wird. [34]
Die Mehrzahl der Supervisanden haben eine hohe Bereitschaft sich zu öffnen während - insbesondere bei der Verpflichtung zur Supervision – andere den personenorientierten Bezug schlecht aushalten und wegbleiben, was die Frage aufwirft: sollte Supervision für ehrenamtliche und hauptamtliche Mitarbeiter in der Sterbebegleitung verpflichtend sein?, wenn ja, müsste das schon vor der Ausbildung verbindlich für alle ohne Ausnahme geklärt werden.

Die Supervisoren

Aus dem bisher Dargelegten braucht es für die Supervision neben der fachlichen Qualifikation gründliche Feldkompetenz in Bezug aufs Ehrenamt/ Freiwilligenarbeit und natürlich in den Bereichen Sterben, Tod und Trauer, um auftretende Fachlücken bzw. Fragen kompetent bearbeiten zu können und die Teilnehmer nicht auf spätere Gesprächsrunden vertrösten zu müssen bzw. sich auf das enge Feld der »Selbsterfahrung« zurückziehen zu müssen. Das ist auch weiter nötig, um überhaupt die richtigen Fragen stellen zu können (**die** Kunst der Supervision) bei gleichzeitiger Distanz, bzw. Nicht-Involviertheit.

- Das kann nur geleistet werden, wenn die Supervisoren unabhängig sind,
- nicht in die Hierarchie des Hospizes bzw. der Institution eingebunden sind,
- nicht gleichzeitig im Feld arbeiten – da sonst die Gefahr der Übertragung besteht und »heimliche Lehrpläne«, eigene Verhaltensmodelle präferiert werden, die nur schwer durch eigene Supervision bearbeitet werden können (siehe fachliche Voraussetzungen).
- Ferner brauchen die Supervisoren natürlich Sozialkompetenz, d.h. ein hohes Maß an Differenzierung in der Selbst- und Fremdwahrnehmung, sowie Beziehungs- und Kommunikationsfähigkeit, Allparteilichkeit, Interesse und Respekt und natürlich methodische Kompetenzen im verbalen und nonverbalen Bereich und eine eigene (selbsterarbeitete) Wertorientierung sowie eine geglückte Aufarbeitung eigener Verlusterfahrungen.

Leider sind diese Voraussetzungen selten gegeben. Es gibt nur wenige Supervisorinnen, die sich kognitiv und erfahrungsorientiert mit Verlusterfahrungen auskennen, die hierarchisch nicht in die Institution eingebunden sind und Supervision von Fallarbeit sauber zu unterscheiden wissen. Im Gegenteil!, manche sind von der Thematik so »fasziniert«, dass sie sich in der »Geschichte der Supervisanden verlieren«, oder sogar den Themen gegenüber so angst- bzw. abwehrbesetzt sind, dass sie auf Selbsterfahrung bzw. therapeutische Bereiche ausweichen. Das schafft Abhängigkeiten gegenüber den TeilnehmerInnen und der Institution mit der Folge, dass teilweise institutionelle Fragen und Probleme ausgeklammert werden (müssen), die dann zu Tabuthemen führen (s.v.).

Eine Befragung in 16 Hospizen ergab folgendes Bild:
- 8 SupervisorInnen kommen von Außerhalb, sind nicht in hierarchische Strukturen eingebunden und haben mit dem Träger auch keine weiteren festen Verträge,
- 2 verfügen nach eigenen Angaben über einen theoretischen und praktischen Hintergrund in Bezug auf Verlusterfahrung, Sterben, Tod und Trauer,
- 10 meinten, dass dies nicht vorhandene Hintergrundwissen kein Nachteil bei der Supervision sei. Dem könnte zugestimmt werden, wenn es trotzdem dabei gelingt in der Supervision die richtigen Fragen zu stellen und wenn zumindest bedeutsame Verhaltensfehler in der Begleitung sofort korrigiert werden. Beides wage ich nachdrücklich zu bezweifeln.

Wenn die Anforderungen an die Ehrenamtlichen im Vergleich zu den Anforderungen an Leitung/ Hauptamtliche und Supervision betrachtet werden, könnten sich hier Irritationen einstellen, Ehrenamtliche scheinen danach für ihre spezifischen Aufgaben z.Z. besser vorbereitet und begleitet zu werden als die in diesem Umfeld arbeitenden Professionellen. Dieses Thema war aber nicht Ziel der Untersuchung.

Die Rahmenbedingungen/ das Setting

Darunter verstehe ich hier den sozial-räumlich-zeitlichen Kontext, in dem die Supervision stattfindet. Neben den formalen Rahmenbedingungen, Anzahl, Häufigkeit und Dauer der Sitzungen, den räumlichen Gegebenheiten - möglichst im Hospizbereich immer im gleichen Raum, Stuhlkreis... - Verschwiegenheitspflicht für alle Seiten, auch gegenüber dem Auftraggeber, Freiwilligkeit bzw. Verbindlichkeit der Teilnahme, Vereinbarung bzw. Offenlegung über das Supervisionskonzept, z.B. kein Therapie-Ersatz.

Auch sind bei der Supervision ehrenamtlicher Mitarbeiter in der Hospizarbeit folgende Faktoren des Settings zu beachten:
- die Gruppe der Supervisanden ist - wie dargelegt - sehr heterogen in bezug auf Vorerfahrung und Einstellung zur Supervision, in Bezug auf Vorerfahrung in der Sterbebegleitung und/ oder Trauerbegleitung, (unausgesprochenen) hierarchischen Ansprüchen, u.v.a.m., was bei der Vorgehensweise, Methodenangebot und -Einsatz zu berücksichtigen ist.

Grundsätzlich sollte Supervision bei ehrenamtlicher Hospizarbeit:
- prozessorientiert, begleitend sein – d.h. bearbeitete Begleitungen immer wieder aufnehmen,
- niedrigschwellig in bezug auf Fachkenntnisse/ Vorwissen beginnend: Supervisanden sind dort abzuholen, wo sie stehen, d.h., an ihren Erfahrungen und Problemen anknüpfend; Möglichkeiten der Differenzierung, Spezifizierung und Generalisierung nicht auslassen, da nicht alle aus sozialen Berufen kommen, und das Transferieren für nicht Wenige ein schwieriges Geschäft ist, das erst gelernt werden muss,
- mit entsprechender Kurzinformation bei Bedarf verknüpft werden,
- breit (abwechslungsreich) und dosiert in bezug auf das Methodenangebot gestaltet werden.

Supervision müsste darüber hinaus verpflichtend in der Hospizarbeit sein, insbesondere für Ehrenamtliche, die Sterbebegleitung machen. Es gibt ab einer bestimmten Zeit im Begleitprozess nur wenig Möglichkeiten etwas zu korrigieren, zu steuern, darum ist es wichtig, wenn von Außen die Möglichkeit besteht – auf die involvierten Personen, die Situation, den Prozess zu schauen – auch als Schutz für die Begleitung.

Fort- und Weiterbildung

Fort-, Weiterbildung und Supervision sind wie die Ausbildung an den Leistungsempfängern auszurichten und nicht an den Bedürfnissen der Leitung und/ oder dem Gusto der MitarbeiterInnen. D.h., Wellness-Wochenenden, Weihnachtsfeiern, etc. gehören – auch wenn sie fürs Gruppenklima förderlich sind – grundsätzlich nicht in diese Kathegorie. Natürlich scheinen für manche Haupt- und Ehrenamtlichen die Sachthemen nach fünf Jahren erschöpft, dann aber gilt es externe Seminare zu besuchen, bzw. eigene Seminare für Externe zu öffnen. Nur regelmäßige Schulung kann hohe Befähigungs- und Begleitungsstandards garantieren.

Angebote für Fortbildung
ja   88 [35]
nein   5
o.A.   7

Anzahl der Fortbildungen
14tägig   17
1 x pro Monat   33
alle 2 Monate   10
alle 6 Monate   7
4 x järlich   5
1 x jährlich   8
Seminar (mehrtägig) 16

- Es wurden auch mehrere Nennungen vorgenommen (z.b. mehrtägige Seminare + 1 x im Monat).
- Das Bild ist – auch hier – insgesamt erfreulich. Es wurde viel getagt, gekurst, gelernt, geredet. Die weitaus meisten Veranstaltungen finden jedoch – das sollte einschränkend gesagt werden – hospizintern statt. Das heißt, dass ein Vergleich und Austausch mit anderen Hospizlern auf dieser Ebene eher die Ausnahme ist. Ob das von den Hauptamtlichen so geplant oder von Ehrenamtlichen so gewollt wird, kann aus den Unterlagen nicht schlüssig gefolgert werden.
- Sicher gibt es kaum eine andere Gruppe ehrenamtlicher Mitarbeiter [36], die solche Möglichkeiten der Fort- und Weiterbildung angeboten bekommen. Wenn die Aussagen stimmen -und wer würde zweifeln -, gehören sie sicher zu den am Bsten ausgebildeten und betreuten Menschen in der Freiwilligenarbeit, so die Qualität annähernd der Quantität entspricht. Aber auch im Vergleich zu Hauptamtlichen in der Hospizarbeit oder in verwandten beruflichen Tätigkeiten stellt sich die Frage nach ihrer Qualifikation und ständigen Überprüfung und Entwicklung. Ich persönlich kenne keine hauptamtlichen MitarbeiterInnen -gleich welchen Couleurs -, die so viel in ihre Fortbildung und Entwicklung investieren wie viele aktive Ehrenamtliche im Hospizdienst. Das heißt im Klartext: Es gibt Ehrenamtliche, die in bezug auf Sterbebegleitung und Trauer mehr Fach- und Sozialkompetenz erworben haben als Hauptamt-

liche. Die Ausbildung der Hauptamtlichen ist meines Wissens eher ekklektisch, und ob die neuen Ausbildungsstandards die Wende bringen werden, wage ich zu bezweifeln – wenn man sich mit den Ausbildungsinhalten befasst. Dass dies u.U. auch als bedrohlich erlebt werden kann, bedarf keiner weiteren Erläuterung. Auch die Kongress- und Tagungsbesuche Hauptamtlicher bringen häufig keinen spürbaren Input in die Zusammenarbeit mit Ehrenamtlichen. Natürlich könnte hier eingewendet werden, dass Basisarbeit der Auftrag von Ehrenamtlichen sei und die Organisation der Institution Hospiz mit allen Implikationen Auftrag der Leitung. Auch das wage ich aber zu bezweifeln. Aufgaben von Hauptamtlichen werden nicht selten an Ehrenamtliche weiter delegiert, während umgekehrt das selten der Fall ist. Zum anderen geht diese scharfe Trennung nicht konform mit der Hospiz-Idee; und drittens werden in der Regel Fallbesprechungen und z.T. auch Supervision von Hauptamtlichen durchgeführt, was dann selbstverständlich zu problematischen Situationen führen kann.
- Eine Frage nach der letzten Fort- bzw. Weiterbildung ergab ein breites Spektrum und wird a.a.O. ausgewertet. Allerdings erscheinen auf den ersten Blick pflegerische Themen zu überwiegen.

»Ungewollte Isolation«?

Kontakte zu anderen Hospizen
ja 32
nein 46
weiß nicht 12
o.A. 10

Über 30 % der Befragten äußerte, dass sie Kontakte zu Mitarbeitern anderer Hospize haben, bzw. 70 % haben diese nicht! Die Frage nach der Häufigkeit dieser Kontakte ergab folgendes Bild:

Häufigkeit der Kontakte
12 x pro Jahr 3
6 x pro Jahr 1
1 x pro Jahr 5
gelegentlich 4
regelmäßig 2
durch persönliche Initiative 2
LAG 3

Das erscheint grundsätzlich nicht sehr viel. Kommentare von hauptamtlichen Mitarbeitern erwähnen noch weniger, das würde bedeuten, dass diese Kontakte privater Natur sind. Zum einen wurden Initiativen (ein Stammtisch in Berlin) aus Mangel an Beteiligung wieder aufgegeben. Andere wiederum sehen die Notwendigkeit von Interhospiztreffen zwischen Ehrenamtlichen nicht als notwendig und wünschenswert (?), und eine mündliche Nachfrage bei Ehrenamtlichen selbst ergab, dass sie dafür nicht auch noch Zeit aufbringen wollen. Aber es wurde auch der explizite Wunsch nach Begegnungen geäußert, um nicht nur »im eigenen Saft zu kochen« bzw. über den Tellerrand hinaus schauen zu können. Zufällige Treffen auf Tagungen, Kongressen oder Seminaren werden als bereichernd, aber selten erwähnt.

Feste feste feiern

Gesellige Veranstaltungen
ja	63
nein	17
o.A.	20

Sterbebegleitung und Hospizzugehörigkeit scheinen eher eine ernste Angelegenheit zu sein. Zeit für gesellige Veranstaltungen gibt es im Vergleich zu Supervision und Gesprächsrunden eher selten. [37] Erwähnt wurden Stammtische, Jahresfeste und Advents/ Weihnachtsfeiern – das Übliche. Eine integrative Wirkung zumindest der letzten beiden ist in der Literatur nicht belegt. Eine Befragte schrieb »wird zur Zeit organisiert« – hoffentlich. Eine andere ließ sich bei ihrem Nein dazu hinreißen, hinzuzufügen »leider« – dem ist nichts hinzuzufügen.

»Ich fühle mich gut aufgehoben«

Zufriedenheit der Ehrenamtlichen mit der Betreuung
nicht ausreichend	3
ausreichend	7
befriedigend	24
gut	27
sehr gut	33
o.A.	16

- Die Betreuung der ehrenamtlichen Mitarbeiterinnen in Hospizdiensten durch Hauptamtliche wird von 60 % mit sehr gut bis gut bewertet und nur von 10 % mit nicht ausreichend bzw. ausreichend. Diese große Zahl positiver Bewertungen könnte darauf hinweisen, dass das »Personenorientierte« doch eine wichtige Rolle bei Ehrenamtlichen spielt, es könnte ebenso auf eine hohe Identifikation mit den Zielen der Bewegung bzw. mit der eigenen Aufgabe im Zusammenhang stehen, vielleicht zusätzlich auch bestimmt durch das Angebot an Aus-, Fort und Weiterbildung, das – wie schon erwähnt – recht umfangreich ist. Aus kritischen Anmerkungen geht hervor, dass es als wichtig angesehen wird, während einer Begleitung von den Leitenden durch ständigen Kontakt unterstützt zu werden.
- Nur vereinzelt werden auch Schwierigkeiten zwischen Haupt- und Ehrenamtlichen erwähnt. Zur Zeit scheint diese Beziehung (noch) nicht problematisch erlebt zu werden.[38] [39] [40] Das kann insofern nicht erstaunen, da sich die Ehrenamtlichen in der Hospizarbeit der Basisarbeit (Sterbende, Angehörige, Freunde und Trauernde) ver-

pflichtet fühlen – vielleicht mit einigen Ausnahme (und mit einem größeren Anteil bei den Männern). Auf lange Sicht könnte das allerdings auch zu Schwierigkeiten führen: 1. Kaum einem Ehrenamtlichen sind Satzungen als Arbeitsgrundlage bekannt, aus denen sich auch 2. die Rechte und Pflichten der MitarbeiterInnen herleiten. 3. Informationsstrukturen sind nicht selten in die Beliebigkeit der Leitung gelegt. 4. Prüfinstanzen gegenüber der Leitung von Seiten der Ehrenamtlichen werden nicht wahrgenommen, wenn sie überhaupt vorgesehen sind.

- Es gibt in einigen Hospizen - so scheint es - nicht einmal eine offizielle Vertretung durch/ für ehrenamtliche MitarbeiterInnen. So kann es auch zu ungewollten Strukturen kommen, die zu einer unausgewogenen Balance der Verantwortung für die Hospizidee und zu einem Rückzug der Ehrenamtlichen führt. [41]

- Wenn es nicht gelingt, integrativ auf die Ehrenamtlichen (Jahresgruppen/ Ausbildungsgruppen) einzuwirken, wenn nicht ein weiterführendes Mitspracherecht und Verantwortung für die Gesamtorganisation entwickelt wird, könnte sich das auch auf das Verhältnis zu den Hauptamtlichen auswirken – ganz zu schweigen von der Hospiz-Idee Dieser Punkt wird jedoch von beiden Seiten unterschiedlich bewertet. Aus mündlichen Befragungen und Kontakten mit hauptamtlich Leitenden scheint der stattfindende Paradigmenwechsel im Ehrenamt nicht bei allen auf eine positive Einschätzung und entsprechende Grundhaltung zu stoßen, u.a. auch, weil diese neue Generation wohl erhebliches Engagement mitbringt, aber bei weitem nicht so pflegeleicht ist, wie die »Alten«. Das Verhältnis zwischen Haupt- und Ehrenamtlichen war allerdings nicht Gegenstand der Untersuchung.

Kontakte der Hospizmitarbeiter untereinander

»Da muss etwas passieren – packen wir es an«

Einschätzung der Kontakte unter den Ehrenamtlichen
sehr gut/gut   35
befriedigend   9
schwierig   14
unterschiedlich   32
weiß nicht/ wenig Kontakt   1
o.A.   17

Beispiele für Kategorienzuordnung: Kontakte
sehr gut/ gut   offen, freundlich, gesprächsbereit
                                 aufgeschlossen
                                 bereichernd
                                 ergeben sich selbstverständlich
befriedigend   man hat sich mittlerweile kennen gelernt
                                 Akzeptanz und Toleranz sind gefragt,
                                 aber insgesamt recht gut

schwierig	Ausreichend. Wenn ich Hilfe brauche, bekomme ich sie nicht ohne Probleme
	könnte besser sein (viel)
	die Jahresgruppe bildet das Fundament – der erweiterte Kontaktaufbau ist möglich, aber...
	leider kaum private Kontakte
unterschiedlich	kommt darauf an, wie gut ich sie kenne
	sehr unterschiedlich
	zu der eigenen Ausbildungsgruppe gut, zu den anderen weniger

- Dies Bild ist im Vergleich zum Themenkomplex Aus-, Fort- und Weiterbildung nur noch mit befriedigend einzustufen. Offensichtlich führen gemeinsame Fort- und Weiterbildung sowie gesellige Veranstaltungen nicht ohne weiteres zu einem guten Gruppenklima. Das Fehlen einer tragfähigen Gemeinschaft kann sich aber für eine Hospizidee, die sich im wesentlichen durch Ehrenamtliche definiert, als Pferdefuß herausstellen. Denn die innovative Phase des Ehrenamtes im Hospiz ist im Auslaufen begriffen. Inzwischen haben die etablierten Institutionen diese Nische für sich entdeckt und zum Teil sich ihrer »bemächtigt«, und ein Verdrängungsprozess in Richtung Ehrenamt wird stärker. Die integrierte Phase dagegen - im wesentlichen durch Kontinuität, Spezialisierung und Kohäsion gewährleistet - wird damit allerdings erschwert.
- Hier wird noch einiges von den Hauptamtlichen zu erwarten sein, denn Ehrenamt ist heute ein Amt auf Zeit. Und die »Investition in ehrenamtlicher Mitarbeiter« rentiert sich sicher erst nach einer Dauer von ca. 5 Jahren. D.h., es müsste das Ziel eines Hospizes sein, Ehrenamtliche mindestens bis zur magischen 7-Jahres-Grenze zu bringen. Da reicht allein nicht die Beachtung von Qualitätsstandards bei den Auswahlkriterien und die Fort- und Weiterbildungsmöglichkeiten, sondern es sind z.B. auch gemeinsam neue Ziele und Visionen zu entwickeln, um ein Gemeinschaftsgefühl und gutes Betriebsklima zu installieren oder zu stabilisieren. Externe Fortbildungen, eine Vernetzung mit anderen Hospizen würde neben der Horizonterweiterung sicher auch die Solidarität innerhalb der Bewegung stärken. Auf der anderen Seite ist es auch wichtig, dass Bindungen an Dritte (Krankenhaus, Altenpflegeheim, Sozialstation) nicht zu einem Verlust an Eigenständigkeit führen.
- Bei einem Vergleich der Zufriedenheit mit der Betreuung (durch Hauptamtliche) und dem Kontakt zwischen Ehrenamtlichen in Abhängigkeit von der Zeitinvestition (sortiert nach 3 Kategorien bis 10 Stunden pro Monat, bis 20 Stunden pro Monat, > 20 Stunden pro Monat) ergibt sich folgendes Bild:

Betreuung:
- Die größte Zufriedenheit herrscht bei den Ehrenamtlichen die bis zu 10 Stunden pro Monat in ehrenamtliche Hospizarbeit investieren.
- Die kritischste Sichtweise besteht bei denen mit einer Zeitinvestition über 20 Stunden.

Das war nicht erwartet worden. Eher bestand die Annahme, dass diejenigen mit großer Zeitinvestition die Zufriedensten sind. Das ist definitiv nicht der Fall. Denkbar ist, dass sich diese letzte Gruppe aufgrund des hohen zeitlichen Einsatzes ein höheres Maß oder qualitativ eine andere Art »Betreuung« wünscht. Hier ist auch die Frage zu stellen, ob ein solch hoher zeitlicher Einsatz von der Hospizleitung unterstützt werden sollte, insbesondere auch, weil dieser Aufwand Erwartungen wecken kann, die Hauptamtliche nicht zu erfüllen imstande sind. Freiwilligenarbeit – gerade auch in diesem Bereich – kann bei Menschen zum Burnout führen, und im Rahmen der Fürsorgepflicht sollte hier genauer hingesehen und evtl. gesteuert werden. Vielleicht sind die kritischen Bewertungen ja schon als ein erstes Anzeichen für Stress und Burnout zu werten.

Kontakte zwischen Ehrenamtlichen:
- In Abhängigkeit von der Zeitinvestition ist die höchste Zufriedenheit in der Gruppe der bis zu 10 Stunden pro Monat Tätigen vorhanden. Eine Erklärungsmöglichkeit wäre, dass dies eine Stundenzahl erfasst, die sowohl ein befriedigendes Arbeiten wie auch eine befriedigende Kontaktdichte und –intensität zulässt, was bei einer geringeren Stundenzahl schwerer möglich ist und bei einer sehr hohen Stundenzahl zu »Begehrlichkeiten« führt, die nicht realistisch sind.
- Deutlich wird – über alle drei Gruppen – dass der Kontakt zur Leitung intensiver als zu »Kollegen« ist, dass die Kontakte insgesamt eher leistungsorientiert laufen (sollen?) und dass eine nicht unerhebliche Anzahl sich ein Mehr an Intensität, an Nähe und Privatem (innerhalb des Hospizes) wünscht, wobei die gegenseitige Freundlichkeit und Hilfsbereitschaft ausschließlich positiv erwähnt wird. Hier stellt sich die Frage, ob diese Wünsche von den Hospizleitungen (un)bewusst genährt werden, oder ob sich hier Rahmenbedingungen bilden, die aus anderen sozialen Einrichtungen (Krankenhäuser, Sozialstationen) übernommen werden, und ob diese für Einrichtungen, die ihre Arbeit überwiegend mit Freiwilligen durchführen, adäquat sein können. Das ist eher zu bezweifeln. [43]

5. Belastungen

Als letzter Teil der Befragung wurde dem Fragebogen das Hamburger Burnout-Inventar (HBI) angefügt, um einen Anhaltspunkt über Belastungen in der Hospizarbeit zu erhalten. Das HBI - von M. Burisch entwickelt - besteht aus 39 Items (Statements), die auf einer 7-stufigen Skala eingeschätzt werden und 10 Faktoren zugeordnet sind und das Burnout–Syndrom erfassen sollen. Diese 10 Faktoren sind:

- Emotionale Erschöpfung
- Leistungszufriedenheit
- Distanzierung
- Hilflosigkeit
- Innere Leere

- Überdruss
- Spannung
- Selbstüberforderung
- Emotionale Belastung (A + D)

Das Instrument basiert auf den wichtigsten Burnout-Theorien, und es liegen Vergleichswerte aus (nicht-) medizinischen Heil- und Pflegeberufen sowie bei Lehrern vor. Selbstverständlich kann ehrenamtliche Arbeit sich nicht ohne weiteres mit beruflichem Stress vergleichen, Anhaltspunkte sind jedoch sicher möglich. Meines Wissens existiert keine Untersuchung zum Burnout an Ehrenamtlichen und speziell zu Ehrenamtlichen in der Hospizarbeit.

Allerdings existiert eine Reihe von Untersuchungen, aus denen hervorgeht, dass Menschen in pädagogischen, therapeutischen und (nicht-)medizinischen Heil- und Pflegeberufen, wo eine helfende Haltung gefordert wird, durch Burnout gefährdet sind. 35 % der LehrerInnen leiden unter Burnout, 30 % befinden sich im Vorstadium, 40 % – 60 % der Pflegekräfte und 30 % der Ärzte gehören zu den Betroffenen.

- 86 der 100 Antwortbögen gingen in die Auswertung ein, da bei ihnen eine hinreichend große Zahl der Items (mindestens 34) bearbeitet worden waren.[44] Auch dieser Teil der Befragung wurde grundsätzlich sehr sorgfältig bearbeitet. Davon zeugen zum einen die vielen Kommentare, Unterstreichungen, Ausrufe- und Fragezeichen, und zum anderen die erstaunliche Konsistenz der Bewertung innerhalb eines Merkmals.
- In der Einleitung wurde ausdrücklich darauf hingewiesen, dass die Befragten sich bei der Beantwortung ausschließlich auf die Hospizarbeit beziehen sollten. Da Berufs- bzw. Privat- und Freizeit aber Wechselwirkungsprozesse (in alle Richtungen) eingehen - auch bzw. gerade was die psychische Belastung angeht -, können die Ergebnisse der Befragung wohl nur Hinweise auf Stressbelastung in der Hospizarbeit geben, eindeutige Aussagen können aber mit Sicherheit nicht gemacht werden.
- Außerdem wurde der Fragebogen für professionell Arbeitende im Schul-, Sozial- und Gesundheitsbereich entwickelt und darum ist es nicht verwunderlich, dass manche Items anders gesehen und bewertet wurden. Wenig differenziert zeigte sich z.B. das Item 19 des Faktors emotionale Belastung, *»emotionale Belastungen stehe ich gut durch«*, das ausschließlich Werte zwischen 5 und 6 auswies. Trotzdem wurden alle Items in die Auswertung einbezogen.
- Als erstes fällt auf, dass der Durchschnitt der Befragten bis auf den Faktor Spannung jeweils deutlich über bzw. unter dem Skalenmittel liegt, und zwar jeweils im Positivbereich. Die deutlichsten Abweichungen vom Mittel (3,5) werden beim Faktor *innere Leere, Leistungszufriedenheit, Hilflosigkeit* und *Selbstüberforderung* erzielt. Danach scheint, dass ehrenamtliche Hospizarbeit in keiner Weise burnoutgefährdend ist!?
- Da die Befragung freiwillig war, ist zu vermuten, dass nur besonders Engagierte sich der Mühe der Beantwortung unterzogen. Dadurch könnte die Beantwortung auch nicht frei von Tendenzen in Richtung »soziale Erwünschtheit« vorgenommen worden sein.
- Dadurch wäre es aber auch denkbar, dass die Werte sich noch extremer jeweils von

den Mittelwerten entfernt hätten.

- Zusammenfassend kann geschlossen werden: Die Ehrenamtlichen sind mit ihrer Leistung überaus zufrieden, sie fordern sich selbst überdurchschnittlich, wobei sie gleichzeitig die emotionale Belastung hoch einschätzen. Dabei leiden sie kaum unter innerer Leere, wenig an Überdruss, trotz unterdurchschnittlicher Distanz zum Klientel und zur Arbeit - und das alles bei einer ausgewogenen Spannung.

Skalenwerte des HBI in Abhängigkeit von der monatlichen Zeitinvestition für Hospizarbeit (geschätzt über ein Jahr).

Items	n=86	1.Gr -10Std.. n=30	2.Gr.-20 Std. n=39	3. Gr. >20 Std. n=17
Emotionale Erschöpfung	2,3	2,8	2,4	1,9
Leistungszufriedenheit	4,8	4,8	4,9	4,8
Distanzierung	2,3	2,5	2,4	2,1
Hilflosigkeit	2,7	3,0	2,6	2,7
Innere Leere	1,6	1,7	1,7	1,5
Überdruss	1.9	2,1	1.7	1.9
Spannung	3,6	3,7	3,3	3,2
Selbstüberforderung	4,8	4,9	5.0	4,6
Emotionale Belastung A	2,7	3,1	2,5	2,3
Emotionale Belastung D	4,0	3,8	4,0	4,2

Bei einer *Aufschlüsselung nach monatlicher Zeitinvestition* wird folgendes deutlich:
- Der Personenkreis mit geringster Zeitinvestition scheint am belastetsten zu sein und die mit höchster zeitlicher Investition am wenigsten, wobei alle Gruppen deutlich unter dem Skalenmittel liegen. Eine Erklärung wäre, dass eine Unterforderung zu einer höheren Belastung führen kann als eine Überforderung, wie das auch in anderen Untersuchungen bereits gezeigt werden konnte.
- Die persönlich eingeschätzte *Leistungszufriedenheit* hat nichts mit der investierten Zeit zu tun, das widerspricht allerdings den Aussagen über allgemeinen Zufriedenheit in Kapitel 4.
- Die *Distanzierung* von der Hospizarbeit gelingt den »Vielarbeitern« etwas besser, aber allen gelingt es grundsätzlich erstaunlich gut. Das wird auch bei der Auswertung der befriedigenden und belastenden Faktoren deutlich (s.v.), und ist verständlich aus den positiv erlebten flankierenden Maßnahmen. Wer mit Sterbenden arbeitet und Grenzen nicht akzeptieren kann, ist für diesen Bereich ehrenamtlicher Arbeit nicht geeignet – so die Kommentare. Es muss davon ausgegangen werden, dass die Ehrenamtlichen diese Nähe zu Sterbenden bewusst einsetzen und versuchen, die notwendige Distanz und Ablösung über andere Faktoren (?) zu gewährleisten.
- Das Gefühl der *Hilflosigkeit* schwindet mit der investierten Zeit.
- *Innere Leere* scheint kein Problem im Ehrenamt.

- Beim Faktor *Überdruss* scheint die Gruppe der bis zu 20 Stunden Arbeitenden die geringsten Probleme zu haben.
- Beim Faktor *Spannung* (vgl. Problematik des Items 23) weist die höchste Spannung die Gruppe 1 auf, die niedrigste die Gruppe 3. Im Vergleich aber liegen die Werte recht hoch. Dieser Faktor ist für Burnout als entscheidend nachgewiesen und kann damit in dieser Untersuchung als Hinweis auf ein mögliches Gefährdungspotential hinweisen. Auf der anderen Seite ist nachvollziehbar und entlastend, dass der Grad der Spannung mit der zeitlichen Arbeitsinvestition abnimmt und nicht zunimmt.
- Auch die *Selbstüberforderung* - im Gegensatz zur Fremdüberforderung - nimmt mit der investierten Zeit ab,
- wie auch die emotionale Belastung sich deutlich verringert.

Ein Vergleich der Belastungen gruppiert nach unterschiedlicher Dauer der Zugehörigkeit bringt keine entscheidenden Unterschiede.
- Auf einen Vergleich zwischen Männern und Frauen wurde aufgrund des erheblichen Zahlenunterschiedes verzichtet.
- Ebenso wurde auf einen Vergleich zwischen den drei Einsatzorten aufgrund der unterschiedlichen Kategorienbelegung verzichtet. Ein grober Vergleich der Ergebnisse ambulanter Hospize mit der kombinierten Gruppe (stationäres Hospiz und Palliativstation) zeigt eine geringere Belastung und höhere Zufriedenheit bei der ersten Gruppe.

Burnout – Werte in Abhängigkeit von beruflicher Tätigkeit
(berücksichtigt wurden ausschließlich Berufstätige z.Zt. der Befragung (n=49))

Berufsgruppen→ Faktor↓	Heil-und Pflegeberufe n = 22	päd. Berufe n = 15	anderes n =12
emot. Erschöpfung	2,8*	2,1	2,3
Leistungsunzufriedenheit	4,8*	5,2	5,3
Distanzierung	2,5	2,3	2,4
Hilflosigkeit	2,8	2,8	2,9
innere Leere	1,5	1,6	1,4
Überdruss	2,3	2,0	1,4
Spannung	3,5	3,4	2,4**
Selbstüberforderung	4,8	5,1	5,1
emot. Belastung A	2,9	2,6	2,5
D	4.1	4,1	3,8

- Ein Vergleich der *Gruppenprofile in Abhängigkeit von der beruflichen Tätigkeit* zeigt ebenfalls ein recht einheitliches Bild (Berufe im Gesundheitsbereich, pädagogische Berufe, anderes). Lediglich beim Faktor Spannung, emotionale Erschöpfung und evtl. Leistungszufriedenheit gibt es Divergenzen.

- Die in pflegenden und pädagogischen Feldern Tätigen zeigen einen erheblich höheren Spannungsgrad als die Berufstätigen aus anderen Bereichen.
- Die Bewertung der emotionalen Erschöpfung der in Pflegeberufen Tätigen liegt deutlich höher als die der in anderen Feldern Arbeitenden.
- Die persönliche Leistungszufriedenheit ist bei den professionell Pflegenden geringer. Das könnte zum einen an einer Wechselwirkung zwischen Berufsfeld und Ehrenamt liegen, wobei das Hauptaugenmerk der Befragten eher auf die defizitäre Situation von Kranken und Sterbenden liegt, oder aber an einem höheren Anspruchsniveau in bezug auf die eigene Leistung, oder an einer höheren Erwartung an die Hospizarbeit im Vergleich zum beruflichen Alltag. Für Letzteres spricht die Beantwortung der Frage nach der Motivation fürs Ehrenamt (siehe dort). Allerdings könnte das auch bedeuten, dass den (hohen) Erwartungen der Menschen aus (nicht)medizinischen Heil- und Pflegeberufen in der Hospizarbeit nicht unbedingt entsprochen wird. Auf der anderen Seite kann natürlich nicht genug betont werden, dass Menschen, die sowohl ehrenamtlich wie hauptamtlich in gleichen Bereichen arbeiten, hier in einen Bewertungszwiespalt kommen, der ihrer eigenen inneren Balance sicher nicht förderlich ist. Diese Doppelidentität der Ehrenamtlichen aus den Kranken- und Altenpflegeberufen könnte sich in den kommenden Jahren als ein Problembereich in der Hospizarbeit herausstellen, wenn dieser Trend anhält oder sich verstärkt. Wenn aber die Mehrzahl der Beschäftigten in den nicht-medizinischen Heil- und Pflegeberufen eine gute Ausbildung bzw. Fortbildung in den Bereichen Sterben, Tod, Trauer erhalten, die sie in ihrem Berufsfeld so heute noch nicht bekommen – und sie versuchen diese auf dem Umweg über die Hospizarbeit zu erhalten, ebenso wie eine angenäherte Deckung ihrer Arbeitsvorstellung und der Wirklichkeit, werden sie bei ersten Enttäuschungen dem Hospiz den Rücken kehren – wie die Autorin das auch mehrfach erleben konnte.

Ein Itemvergleich über die drei Gruppen zeigt, dass das Item *»die höchsten Anforderungen stelle ich an mich selbst«* (Faktor: Selbstüberforderung) von allen Gruppen extrem hoch bewertet wurde (Tabellenwerte: 4.8 : 1.7), während das Item *»über Enttäuschungen komme ich schwerer hinweg als andere«* (Faktor: emotionale Belastung) von der Gesamtgruppe extrem niedrige Werte erhielt (2.8 : 4.6). Innerhalb des Faktors innere Leere bewerteten die Pädagogen das Item *»ich habe manchmal das Gefühl von Abgestorbensein«* im Vergleich zu den anderen Berufsgruppen sehr hoch, wie die Berufsgruppe Gesundheit die Items *»Ich habe nicht selten ein Gefühl innerer Leere«* und *»ich fühle mich erschöpft und kraftlos«*, deutlich höher als die anderen Berufsgruppen werteten. Das Item *»mit meinen Leistungen kann ich mich sehen lassen«* des Faktors Leistungszufriedenheit unterscheidet die Gruppe aus Verwaltung, Technik und Selbständige in ihrer hohen Einschätzung deutlich von den beiden anderen Gruppen, wie im Faktor Selbstüberforderung das Item *»ich bin erst dann mit mir zufrieden, wenn ich mein Bestes gegeben habe«* extrem unter den Werten der beiden anderen Berufsgruppen liegt. Beim Faktor Hilflosigkeit unterscheidet sich die Gruppe der pädagogisch Arbeitenden deutlich in der Höhe beim Item »*gelegentlich meldet sich bei mir ein Gefühl der Hilflosigkeit*«, während die dritte Gruppe extrem niedrige Bewertungen des Items »*manchmal fühle ich mich wie in einer Falle, in der ich weder vor noch zurück kann*«, vornahm.

Fengler [42] formuliert, dass zwei Thesen möglich sind:

1. Ehrenamtliche in der Hospizarbeit unterliegen einer geringeren Belastung, da sie nicht mit derselben zeitlichen Intensität einerseits und mit großer Freiwilligkeit andererseits arbeiten.
2. Ehrenamtliche unterliegen einer höheren Belastung, da sie entweder selbst betroffen sind, bzw. da sie weniger Distanz halten.

Die vorliegende Befragung zeigt, dass die Ehrenamtlichen, die mit einer recht hohen zeitlichen Intensität arbeiten, eher weniger von Burnout bedroht sind. Sie zeigt desweiteren, dass sie tatsächlich eine unterdurchschnittliche Distanz zum Klientel halten, und gleichzeitig vom Burnout weit entfernt sind. Ihre Haltung sich selbst, der Arbeit, den Kollegen, den institutionellen Bedingungen und dem Klientel gegenüber ist deutlich kritisch, mit einer großen Nähe zu Sterbenden, aber auch distanzierten Einstellung gegenüber situativen Bedingungen in der Hospizarbeit. Sie ist realistisch und damit auch ausreichend entfernt von Ansprüchen, die durch »tolle Beschreibungen aus der Literatur« an sie herangetragen werden. Kritisch könnte eingewendet werden, dass die Sterbebegleitung vielleicht Menschen entgegenkommt, die intensive, kurzfristige (nicht dauerhaft verbindliche) Kontakte bevorzugen. Das wird durch Aussagen in Kapitel 4 nicht gestützt – allerdings auch nicht grundlegend widerlegt. Die Ergebnisse mahnen Auszeiten und Aufgabenvielfalt für Ehrenamtliche zu beachten.

Im Rahmen knapper Ressourcen und wenig innovativen sozialen Schwungs wird das Ehrenamt z.Z. in der Gesellschaft aufgewertet, von der Politik hofiert, während die Berufe im medizinischen Bereich eine Abwertung erfahren, bzw. die darin Tätigen es so erleben. Hinzu kommt, dass Ehrenamtliche ihre Arbeit nicht zum Broterwerb machen, in der Regel mehr als eine adäquate Ausbildung für den Job und auch mehr Unterstützung durch Supervision und Fort- und Weiterbildung u.a.m. erhalten. Das bemerken nicht nur diejenigen, denen ihr Tun zu Gute kommt, sondern auch sie selbst. Das steigert ihr Selbstwertgefühl, ihr Bedürfnis nach (mehr) Kompetenz, aber auch ihre Anspruchshaltung nicht nur in bezug auf die Qualität ihrer Arbeit. Das Gros der Ehrenamtlichen in der Hospizarbeit wünscht keine Unterforderung, aber sie wollen auch nicht überfordert oder gar ausgenutzt werden. Ihr Selbstwertgefühl beziehen sie nicht ausschließlich aus der Nähe zu Hilflosen und Schwachen, aber aus persönlicher Nähe erwachsen wichtige Gratifikationspunkte.

6. Fazit

Einiges wurde durch diese Untersuchung deutlich(er), anderes wirft weitere Fragen auf, die einer genaueren Betrachtung wert sind. Das sind u.a.:
- Qualifikation von Leitung und Hauptamtlichen im Hospizbereich.
- Das Bild vom Ehrenamt/ Ehrenamtlichen bei der Leitung.
- Kooperation und Aufgabenverteilung zwischen Ehren- und Hauptamtlichen.
- Inhalte und Qualität der Konzepte für die Ausbildung.
- Qualitätsstandards in der Sterbe- und Trauerbegleitung.
- Ehrenamtliche zwischen gutem Willen, gesundem Menschenverstand und Professionalität.
- Begleitung bzw. Überversorgung von Ehrenamtlichen durch Leitung/ Hauptamtliche.
- Umgang mit (unausgesprochenen) Wünschen von MitarbeiterInnen aus grenznahen Arbeitsfeldern.
- Stellenwert und Durchführung von Supervision.
- Qualifikation von Supervisoren.
- Leistungsanforderungen an Ehrenamtliche.
- Informationsfluss, Organisation, Strukturen, verbindliche Normen innerhalb der Institution Hospiz.
- Der Hospizler zwischen Geselligkeit und Beschulung.

Anmerkungen:

1. Der Autorin ist bekannt, dass die Begriffe Ehrenamt und Freiwilligenarbeit unmodern sind, gegenüber Bürgerengagement und Volonteering, beschreiben m.E. den Themenkomplex jedoch genauer.
2. Allerdings gibt es keine einheitliche Definition von Ehrenamt und somit sind auch die Zahlen nur als mögliche Richtwerte zu nehmen.
3. Männliche und weibliche Formen werden intermittierend benutzt.
4. Angeregt wurde diese Aktion durch den Besuch des Hospizkongresses in Würzburg im Okt 1999, der die ehrenamtliche Tätigkeit im Hospizdienst für viele MitarbeiterInnen und auch die Autorin realitätsfremd und provokativ behandelte.
5. 4 ambulante, 2 stationäre Hospize, 2 Palliativstationen.
6. Landesarbeitsgemeinschaften.
7. Aussortiert wurden Fragebögen von Hauptamtlichen und den Ehrenamtlichen, die weder über Sitzwachen noch Sterbegleiterfahrungen verfügten und solche, die z.Zt. nicht mehr aktiv tätig waren.
8. Um dem Thema und dem Einsatz der Ehrenamtlichen gerecht zu werden, und um ein entsprechendes »Feeling« zu entwickeln, wurden alle qualitativen Antworten subskribiert.
9. Bei den Überschriften handelt es sich um Zitate von befragten Hospiz-MitarbeiterInnen.
10. Entwicklungspsychologisch ist das Engagement für das Ehrenamt ab ca. 40 Jahren begründbar, da dies eine Zeit der vermehrten Hinwendung zu politischen und sozialen Themen sein soll.
11. Es gibt (theoretisch) auch noch teilstationäre Hospize.
12. Eine Erhebung bei der Volkssolidarität ergab einen Durchschnitt von 5 Stunden pro Woche mit einer Streuung von 2 bis 160 Stunden im Monat.
13. Statistiken bewerten ehrenamtlich Aktive, die im Schnitt 23 Stunden pro Monat aufwenden, mit hochaktiv.
14. Vielleicht auch weil nicht ausdrücklich nach der Hospizarbeit gefragt wurde.
15. Aus den Kommentaren ersichtlich.
16. Das widerspricht meinen persönlichen Supervisionserfahrungen.
17. Vgl. auch die Ergebnisse des HBI.

18. Hinter der Aussage Sterbebegleitung sei »ein Eingriff in die Privatsphäre« steht ja der Vorwurf, dass hinter der Motivation zur Tätigkeit eine Art Voyeurtum steht, z.B. beim Sterben wie bei einem »event« dabei sein zu wollen. Diesem Motiv begegnete die Autorin in einer über 20jährigen Hospizarbeit insgesamt nur 2 x.
19. MfA.
20. Insgesamt 21, bei dieser spezifischen Frage wurde das Umsteigen 11 x erwähnt.
21. MfA.
22. Anstatt zur Therapie, Seminare oder VHS geht man/ frau zum Ehrenamt.
23. MfA.
24. 17 Antworten unter Hinzufügung neuer Gesichtspunkte.
25. MfA.
26. Ebert, A./ Godzik, P. (Hg) Verlass mich nicht, wenn ich schwach werde- Handbuch zur Begleitung Schwerkranker und Sterbender. Hamburg 1993.
27. AG zur Förderung der Hospizbewegung in der BRD Empfehlungen für Vorbereitungskurse von Hospizhelfern BMA Bonn 1995.
28. Die Brauchbarkeit und Güte der vorliegenden Konzepte ist ein weites Feld und muss an anderer Stelle kritisch betrachtet werden.
29. Mitschrift auf dem Hospizkongress in Würzburg 1999.
30. Wie z.B. »rüberbeten«, oder mit dem eigenen Gott über alle Grenzen springen.
31. Baldas, E./ u.a.: Meinungsbild Caritas: Die Allensbacher Studie zum Leitbildprozess, Bd.2 – Perspektiven. Freiburg 1997, 144.
32. HAs = Hauptamtliche, Eas = Ehrenamtliche.
33. D.h. Anspruch an die Tätigkeit und eingebrachte Fähigkeiten mit entsprechender Betreuung und Wertschätzung.
34. Siehe oben.
35. Davon: ja, aber unregelmäßig:5 x.
36. mit Ausnahme vielleicht der Telefonseelsorge.
37. Ein Trend scheint in Richtung »Wellness« zu gehen.
38. Vgl. auch Kapitel 3: Motivation; allerdings erstaunt diese positive Beurteilung – wenn die Ergebnisse der Ehrenamtsforschung betrachtet werden, wo dieses Verhältnis immer wieder problematisiert wird. Eine Folge des Paradigmenwechsel wird sicher auch Veränderung in den Ansprüchen der Ehrenamtlichen zur Folge haben, auf die sich eingestellt werden sollte. Anzeichen für Probleme werden auch schon in Kapitel 3 deutlich.
39. Aus diesem Grunde gibt es auch eine Reihe von Hospizen, die bewusst ausschließlich mit Ehrenamtlichen arbeiten, trotz finanzieller Einbußen.
40. Vgl. Motivationsentwicklung.
41. Es gab Kommentare wie »verstehe ich nicht«, »wurde schon auf der 1. Seite gefragt«, »Was heißt gleich-gültig?«..., etc..
42. Vgl. Interview mit Prof. Dr. J. Fengler. In: DIE HOSPIZ-ZEITSCHRIFT. Fachforum für Hospiz- und Palliativarbeit 6 2000, 9ff..

Literatur:
- AG zur Förderung der Hospizbewegung in der BRD (Hg.): Empfehlungen für Vorbereitungskurse von Hospizhelfern. Bonn 1995.
- Baldas, E./ Gleich, J.M.: Analysedaten Ehrenamt. Freiburg 1998.
- Baldas, E./ u.a.: Meinungsbild Caritas: Die Allensbacher Studie zum Leitbildprozess, Bd.2 – Perspektiven. Freiburg 1997.
- Beher, K/ Liebig, R./ Rauschenbach, T. Das Ehrenamt in empirischen Studien – ein sekundäranalytischer Vergleich = Schriftenreihe des Bundesministeriums für Familie, Senioren, Frauen und Jugend 163. Bonn 1998.
Strukturwandel des Ehrenamtes. Gemeinwohlorientierung im Modernisierungsprozess. Materialien. Weinheim 2000.

- Bronsberg, B.: Ausgebrannt. München 1992.
- Burisch, M.: Das Burnout-Syndrom. Theorien der inneren Erschöpfung. Berlin 1989.
- Burisch, M.: Der leere Lehrer. In: Hamburger Lehrerzeitung 31 1985, 8-11.
- Cherniss, C.: Jenseits von Burnout und Praxisschock. Hilfe für Menschen in lehrenden, helfenden und beratenden Berufen. Weinheim 1995.
- Interview mit Prof. Dr. Jörg Fengler. In:DIE HOSPIZ-ZEITSCHRIFT. Fachforum für Hospiz- und Palliativarbeit 6 2000; 9f..
- Duscheleit, S.: Was die Welt im Innersten zusammenhält – ehrenamtliche Arbeit von Frauen. Bonn 2001.
- Ebert, A./ Godzik,P. (Hg.): Verlass mich nicht, wenn ich schwach werde – Handbuch zur Begleitung Schwerkranker und Sterbender. Hamburg 1993.
- Fengler, J.: Helfen macht müde. Zur Analyse und Bewältigung von Burnout und beruflicher Deformation. München 1998 (5. Aufl.).
- Klenner, Chr./ Pfahl, S./ Seifert, M.: Ehrenamt und Erwerbsarbeit – Zeitbalance oder Zeitkonkurrenz? Düsseldorf 2001.
- Maslach, C./ Leiter, M.: Die Wahrheit über Burnout. Stress am Arbeitsplatz und was Sie dagegen tun können. Wien 2001.
- Müller,S./ Rauschenbach, T.(Hg.): Nützliche Arbeit zum Nulltarif. Weinheim 1992 (2.Aufl.).
- Notz, G.: Frauen im sozialen Ehrenamt - ausgewählte Handlungsfelder. Rahmenbedingungen und Optionen. Freiburg 1969.
- O´Sullivan, D.: Ambulante Pflege und Betreuung in Familie und neuem Ehrenamt. Berlin 2000.
- Pines, A.M.: Ausgebrannt. Vom Überdruss zur Selbstentfaltung. Stuttgart 2000 (9.Aufl.).
- Rosenbladt; B. von/ Picet, S.: Freiwilligenarbeit, ehrenamtliche Tätigkeit und bürgerschaftliches Engagement. Repräsentative Erhebung 1999 im Auftrag des Bundesministeriums für Familie, Senioren, Frauen und Jugend. Bonn 1999.
- Roth, R.A.: Das Ehrenamt – Freiwilliges unbezahltes Bürgerengagement in einer pluralistischen Gesellschaft. München 1997.
- Spohr, M.: Ehrenamtliche und berufliche MitarbeiterInnen in der sozialen Arbeit am Beispiel der Hospizarbeit. In: Wege zum Menschen 52 2000, 346-356.
- Spohr, M.: Ausbildung und Begleitung im ambulanten Hospizdienst. In: Deter, D./ Sander, K./ Terjung, B. (Hg.): Die Kraft des Personenzentrierten Ansatzes – Praxis und Anwendungsgebiete. Köln 1997, 113ff..
- Strecker, Chr.: Vergütete Solidarität und solidarische Vergütung - zur Förderung von Ehrenamt und Engagement durch den Sozialstaat. Opladen 2002.
- Ueltzhöffer, J./ Ascheberg, C.: Engagement in der Bürgergesellschaft. Die Geislingen–Studie (SIGMA). Stuttgart 1996 (2.Aufl.).
- Zander, M./ Notz, G.: Ehrenamtliche soziale Arbeit und bürgerschaftliches Engagement in Thüringen. Thüringen 1997.

Die Situation von Angehörigen in der häuslichen Sterbebegleitung und ihre Erfahrungen mit Palliative Care [1]

Von Jörg W. Haslbeck

Den Menschen gewidmet, denen ich zuhören durfte.

Palliative Care und Familie – zentrale Elemente häuslicher Sterbebegleitung

Werden schwerstkranke, sterbende Menschen zuhause betreut, spielt die Familie [2] eine zentrale Rolle [3], da ohne sie eine Versorgung bis zum Tod des Familienmitglieds zuhause kaum vorstellbar bzw. nur schwer zu realisieren ist. In der Regel erhalten sie in dieser Lebensphase professionelle Hilfe und werden von ambulanten Palliativ- und Hospizdiensten unterstützt. Die Weltgesundheitsorganisation geht davon aus, dass Krankheitsverlauf und Leidensweg eines Sterbenden Einfluss auf seine Familie nehmen und stellen daher neben der sterbenden Person die Angehörigen ins Zentrum des multidisziplinären Palliative-Care-Konzepts: »*The ‚unit of care' is the family rather than the patient alone.*« [4] In welcher Situation sich Angehörige in dieser belastenden Phase der Versorgung eines sterbenden Menschen befinden und welche Erfahrungen sie mit professioneller Unterstützung im Sinne von Palliative Care machen, ist hierzulande aus wissenschaftlicher Perspektive bisher eher nachrangig behandelt worden. Daher zielt die nachfolgend vorgestellte Untersuchung darauf ab, diesem Defizit zu begegnen und durch ihre Ergebnisse zu einem besseren Verständnis der Situation von Sterbenden wie auch ihrer engsten Bezugspersonen beizutragen. Auf diese Weise kann die theoretische und praktische Auseinandersetzung mit der Thematik wichtige Impulse erhalten.

Problemhintergrund

Im angloamerikanischen Raum hat sich Palliative Care zu einem festen Bestandteil der Gesundheitsversorgung entwickelt, ein Prozess, der in Deutschland verspätet, relativ medizinnah und mit einer heterogenen, regional unterschiedlichen stationären sowie ambulanten Infrastruktur eingesetzt hat. [5] Auch die wissenschaftliche Auseinandersetzung mit diesem Themenbereich hat hierzulande verzögert begonnen. Derzeit fehlt es an einer intensiveren Erforschung der Erfahrungen von Familienangehörigen mit Palliative Care, vor allem aus Patienten- bzw. Nutzersicht, da in medizinischen Studien bislang eher therapeutische Behandlungsmöglichkeiten fokussiert wurden und eine pflegewissenschaftliche Auseinandersetzung bis jetzt hauptsächlich auf konzeptioneller bzw. struktureller Ebene [6] stattgefunden hat. Der Bereich der Familie, besonders in Bezug auf die ambulante Versorgung, ist bislang noch nicht thematisiert worden. Diese Tatsache verwundert kaum, da auch die Patienten- bzw. Nutzersicht in der Versorgungsforschung allgemein eher nachrangig behandelt wird. [7] Angloamerikanische Studien beschäftigen sich seit mehr als zwei Jahrzehnten mit Problemstellungen von Familien im Zusammenhang mit Palliative Care [8], aber auch hier ist bislang kaum untersucht worden, wie Familienangehörige in dieser existentiellen Phase die Unterstützung durch Palliative Care erleben.

Unter der Maxime »*ambulant vor stationär*« [9] gewinnt auch in Deutschland die Versorgung Sterbender außerhalb von Institutionen zunehmend an Gewicht, obwohl nach wie vor die meisten Menschen in Krankenhäusern (49,7 %) oder Altenheimen (21,2 %) sterben. [10] Schätzungen zufolge ereignen sich somit rund 70% aller Todesfälle in der Bundesrepublik in stationären Einrichtungen, wobei unter die restlichen 30 % plötzliche Todesfälle wie Selbsttötungen und Unfälle zu subsumieren sind. [11] Nur wenige Menschen sterben in ihrem häuslichen Umfeld, obwohl sich mittlerweile ein Zuwachs an ambulanten Versorgungsstrukturen für die häusliche Betreuung Sterbender abzeichnet. Neben Hospizorganisationen bieten Palliative-Care-Dienste den Betroffenen Hilfestellungen an. Insgesamt ist die Versorgungsstruktur mit ambulanten Palliativ- und Hospizdiensten [12] bundesweit eher defizitär einzuschätzen, jedoch verdeutlicht ein Zuwachs an ambulanten Einrichtungen den Bedarf an derartigen Angeboten für das häusliche Umfeld. Laut der Deutschen Hospizstiftung nahm in Deutschland die Zahl der ambulanten Hospizdienste von 1996 bis 2002 von 264 auf 956 zu, teilweise wird sogar von bundesweit rund 1200 ambulanten Diensten ausgegangen, von denen an die 250 in NRW selbst anzusiedeln sind. [13]

Angesichts der Heterogenität in der palliativen Versorgungslandschaft [14] stellen sich zahlreiche Fragen, besonders was die Nutzerperspektive der Familienangehörigen angeht, die als »*unit of care*« im Sinne der WHO [15] Adressaten von Palliative Care sind: Wie erleben sie die Interaktion mit dem multidisziplinären Palliative-Care-Team, mit dem sie in dieser Lebensphase zu tun haben? In welcher Situation befinden sie sich und welchen Herausforderungen müssen sie beggenen? Die vorliegende Untersuchung versucht auf diese Fragen Antworten zu finden, um ein umfassenderes Bild der Situation von Angehörigen in der häuslichen Sterbebegleitung entwickeln zu können und so eine Basis zu schaffen, welche Erfahrungen die Angehörigen in dieser Lebensphase mit professioneller Hilfe machen.

Als Ausgangspunkt für die weitere Darstellung der Untersuchungsergebnisse wird nachfolgend auf Ursprung und zentrale Inhalte von Palliative Care eingegangen sowie ein kurzer Blick auf bestehende empirische Ergebnisse geworfen.

Das Palliative-Care-Konzept

Palliative Care hat ihren Ursprung als Versorgungskonzept für sterbende Menschen in der Hospizbewegung, die in Großbritannien um 1967 durch C. Saunders begründet wurde. [16] Basierend auf dem Grundgedanken der Hospizbewegung, sterbenden Krebspatienten einen menschenwürdigen, schmerzfreien und selbstbestimmten Tod zu ermöglichen, zielt es darauf ab, die konzeptionellen Elemente des Hospizgedankens in die Regelversorgung des Gesundheitssystems zu integrieren. Der Integrationsgedanke und die professionelle Ausrichtung stellten zeitweise einen Unterschied zwischen Palliative Care und der eher spirituell geprägten Hospizbewegung dar. Die Hospizarbeit beschäftigte sich ursprünglich schwerpunktmäßig mit der Betreuung von Tumorkranken, die der Palliative-Care-Ansatz aufgreift, ohne auf ein bestimmtes Krankheitsbild festgelegt zu sein. Beide Strömungen nähern sich mittlerweile an und zeichnen sich durch ehrenamtliche Arbeit aus, wobei diese im Wesentlichen für die Hospizbewegung charakteristisch ist. [17] In vielen Ländern haben sich ambulante Hospiz- und Palliative-Care-Dienste als dominante Versorgungsform etabliert, weil sie ökonomisch effizient ist. [18]

Palliative Care wird von der WHO als »*active total care of patients whose disease is not responsive to curative treatment*« definiert. Und weiter heißt es: »*Control of pain, of other symptoms, and of psychological, social and spiritual problems is paramount. The goal of palliative care is achievement of the best quality of life for patients and their families.*« [19] Den Menschen, die von einer unheilbaren Erkrankung betroffen sind, soll ein menschenwürdiger Sterbeprozess ermöglicht werden, in dessen Mittelpunkt die Lebensqualität des Sterbenden und seiner Angehörigen steht. Das Familiensystem wird als äußerst wichtig angesehen, da es unmittelbar von der Krankheit und dem Sterbeprozess betroffen ist. Daher wird nicht nur der Patient sondern auch seine Familie als »*unit of care*« angesehen. [20] Letztere hat eine bedeutende Rolle in der Pflege der Sterbenden, da ohne sie mehr öffentliche Leistungen in Anspruch genommen werden müssten. [21] Eine umfassende Versorgung der Betroffenen obliegt einem multidisziplinären Team, dessen Führung von den spezifischen Problemen des Erkrankten abhängig sein sollte. Aufgrund ihres Lebensweltbezugs wird der professionellen Pflege besondere Bedeutung beigemessen. Ihr müsste zu einer optimalen Umsetzung der Versorgung mehr Autonomie und Handlungsfreiheit eingeräumt werden. [22] In Deutschland hat die professionelle Pflege bislang nicht die zentrale Rolle inne, die ihr die WHO zuschreiben möchte, zumal die Palliative-Care-Versorgung sowohl auf theoretischer als auch auf praktischer Ebene einen eher heterogenen Zustand aufweist. [23]

Forschungsergebnisse zu Situation und Erfahrungen von Angehörigen in der häuslichen Sterbebegleitung

Das Primat der WHO, Sterben als normalen Prozess im menschlichen Leben zu gestalten, legt nahe, die häusliche Umgebung als idealen Ort der Sterbebegleitung zu betrachten, da dort die sterbende Person über Ressourcen verfügt, die sie stärken und ihr den tägliche Lebensalltag ermöglichen. [24] Die häusliche Versorgung Sterbender ist für die Betroffenen und für das Gesundheitssystem gleichermaßen vorteilhaft, da sie Normalität vermittelt, ein Zentrum von sinnstiftenden Aktivitäten schafft und Identität sowie Integrität der sterbenden Person erhalten werden können. [25] Beziehungen erscheinen zu Hause gehaltvoller, sind einfacher zu gestalten als im klinischen Bereich, und das Maß an Selbstbestimmung ist zu Hause höher als in der Klinik. [26] Dabei ist die Entscheidung für einen bestimmten Ort der Sterbeversorgung multifaktoriell: Neben dem Willen und den Fähigkeiten der Angehörigen, die häusliche Versorgung zu gestalten, spielen Verfügbarkeit und Struktur der professionellen Dienste (bspw. Rufbereitschaft rund um die Uhr) eine Rolle. [27] Außerdem ist die körperliche Verfassung der sterbenden Person im Hinblick auf Mobilität und Symptomkontrolle entscheidend. Es ist vorwiegend der Wunsch des todkranken Familienmitglieds, zuhause zu sterben [28], was aber nicht mit einer höheren Zufriedenheit der Beteiligten mit ambulanter Palliativversorgung gleichzusetzen ist. [29]

Das Engagement der Familie gilt grundsätzlich als Voraussetzung für die häusliche Betreuung von Schwerkranken und Sterbenden. [30] Von den Familienmitgliedern müssen u. a. präventive, überwachende, instrumentelle und protektive Betreuungsaufgaben wahrgenommen werden [31], die eine erhebliche Belastung darstellen. [32] Dabei befinden sich die Beteiligten oft in einer fast paradoxen Situation. Sie müssen einerseits den normalen Alltag aufrechterhalten und sich zugleich mit der existentiellen Lebensphase der Sterbebegleitung auseinandersetzen, wodurch vielschichtige und dynamische Situationen entstehen können. [33] Unterstützt werden die Angehörigen, die ihre eigenen Bedürfnisse und ihr persönliches Wohlbefinden oft dem des Sterbenden unterordnen [34], meist durch ambulante Palliativ- und Hospizdienste. Die Betroffenen legen besonderen Wert auf eine offene, ehrliche Kommunikation mit den professionellen Akteuren, Informationen zum Zustand des Sterbenden sowie eine 24h-Verfügbarkeit der professionellen Hilfe, falls ein Notfall auftreten sollte. [35]

Die Situation der Angehörigen in der häuslichen Sterbebegleitung wird als Übergangsprozess mit mehreren Phasen, in dem sich alle Beteiligten auf den Tod des Sterbenden zu bewegen, wiedergegeben [36]: »*These families were in transition: the transition from living with cancer to dying with cancer, or as the families themselves described it, the transition of fading away.*« Die Familie befindet sich gewissermaßen in einem leeren Raum, in dem nichts mehr beständig ist. Die Unausweichlichkeit des Todes offenbart sich und die Normalität des Alltags lässt sich nicht mehr in bisher gewohnter Weise aufrechterhalten. Der Übergang von kurativer zu palliativer Versorgung vollzieht sich aus Sicht der Betroffenen und ihrer Familien auch als »shaded continuum«. [37] Die Empfindungen der Familie unterscheiden sich von denen der sterbenden Person [38]: Letztere erlebten eine paradoxe Auseinandersetzung, da sie zugleich leben und sterben, während ihre Angehörigen den Alltag weiter gestalten und zugleich für den Sterbenden sorgen müssen. Dadurch kann es mitunter zu unterschiedliche Auffassungen der momentanen Situation kommen: »*When the patient viewed death as uncertain, the spouse hoped in a global way for the patient's cure; when the patient viewed death as inevitable, the spouse hoped specifically for the patient's comfort.*« [39] Die häusliche Sterbebegleitung ist demnach vielschichtig und dynamisch und charakterisiert von emotionalen bzw. existentiellen Aspekten. Die Familien müssen sich neu definieren, um dieser Lebensphase einen Sinn geben zu können. [40]

Die Erfahrungen der Angehörigen mit Palliative Care werden dabei oft von vorangegangenen Eindrücken aus der Zeit der klinischen Versorgung des Sterbenden geprägt. Die häusliche Palliativversorgung steht meist in Kontrast zum klinischen Umgang mit dem Sterbenden und seiner Familie. [41] An die Institution der Klinik wird Hoffnung auf Quantität und auch Qualität des Lebens geknüpft [42], weswegen mitunter ein Verhalten der Klinikmitarbeiter, das als »*uncaring attitude*« [43] bezeichnet werden kann, toleriert wird, da die Beteiligten hoffen, dass noch etwas getan werden kann. Oft haben die Betroffenen in der Klinik Schwierigkeiten, Fragen zu stellen und wünschen sich einen ehrlicheren Umgang mit der Diagnose und den Symptomen. [44]

Die Kommunikation der Heilberufe mit den Betroffenen kann als zentrales Konzept in der palliativen Versorgung von Sterbenden und ihren Angehörigen eingeschätzt werden. So wird positiver Input möglich, den die Mitarbeiter der Gesundheitsberufe leisten. [45] Ohne ausreichende Informationen um den Zustand und die Versorgungssituation des Sterbenden bleiben die Angehörigen mit dem Gefühl zurück, ihre Pflege sei uneffektiv. Außerdem bemessen Familienangehörige die Versorgungsqualität neben korrekt erbrachten medizinisch-technischen Interventionen hauptsächlich an persönlichen Kontakten, die neben der Routineversorgung stattfinden. [46] In der Literatur zeigt sich ein implizites Spannungsfeld zwischen den Familienangehörigen und den Heilberufen, in dem es um Macht, Autorität und auch Autonomie zu gehen scheint. Die Tatsache, dass die Familie eines Sterbenden nicht nur Empfänger von Pflege ist, sondern auch Pflegeleistungen erbringt, verkompliziert das traditionelle Dienstleistungsverhältnis, in dem es Anbieter und Kunden gibt. [47] Für ein umfassenderes Verständnis der Situation der Sterbenden und der sie betreuenden Angehörigen ist daher eine intensive Betrachtung dieser Lebensphase aus ihrer Perspektive Voraussetzung, um Erkenntnisse über deren Erfahrung mit professionellen Versorgungsangeboten zu erlangen.

Methodisches Vorgehen

Design, Datenerhebung und Analyse

Für die Untersuchung der Angehörigenperspektive in der häuslichen Sterbebegleitung war entscheidend, dass es sich hierbei um eine sensible und höchst komplexe Thematik handelt, die bislang kaum wissenschaftlich untersucht worden ist. Daher wurden mit einem flexiblen, qualitativen Forschungsansatz [48] sechs Fallstudien erhoben. [49] Richtungweisend für die explorative Herangehensweise waren die empirischen Erhebungsstrategien der Grounded Theory [50] – insbesondere das »theoretical sampling«, das Verschränken der Datenerhebung mit der Datenanalyse sowie die Minimal- und Maximalkontrastierung – zur Identifikation eines Musters bzw. eines Typus innerhalb der Fälle. [51]

Es wurden sechs leitfadengestützte Interviews mit narrativem Charakter durchgeführt, um den Befragten ein hohes Maß an Autonomie zu ermöglichen, welche Themen sie ansprechen bzw. auslassen wollten. Die Informanten wurden dazu angeregt, Erlebnisse aus der Zeit der häuslichen Sterbebegleitung [52] zu erzählen, um den Kontext der Sterbesituation und professionellen Palliativversorgung mit zu erfassen. Auf diese Weise konnten umfangreiche Daten über Krankheitsverlauf und Sterbesituation der Angehörigen der Informanten gewonnen werden, die für die spätere Einschätzung der Sichtweise der Familien bezüglich Palliative Care relevant waren. Bis auf ein Interview fanden die Gespräche bei den Teilnehmern zuhause statt, um das Rückerinnern an die Zeit der Sterbebegleitung zu erleichtern. Bei einem Gespräch war auf Wunsch der Interviewteilnehmerin die Pflegekraft anwesend, die den Kontakt hergestellt hatte.

Personen, die Erfahrungen mit der Versorgung eines ihnen nahe stehenden sterbenden Menschen gemacht haben, können als vulnerable Gruppe betrachtet werden: »*[V]ulnerable subjects [...] may be at high risk of unintended side effects because of their circumstances [...].*«[53] Richtungweisend für die Untersuchung waren daher die Schwerpunkte des Belmont-Reports [54], denen mittels »informed consent« [55] begegnet wurde. Außerdem wurde eine sekundäre Fallauswahl durch ambulante Palliativ- und Hospizdienste durchgeführt, geschuldet der Tatsache, dass sich die Informanten noch in der Trauerphase befinden können, in der ein Interview schmerzhaft, belastend oder nicht zumutbar sein kann. Mitarbeiter bzw. Leitungen der Einrichtungen sprachen vor dem Hintergrund ihres Wissens um den Kontext der Betroffenen diejenigen Personen an, die ihres Erachtens einer Interviewsituation gewachsen waren und dem Gespräch auch interessiert gegenüber standen. So ließ sich ein weitestgehend geeigneter Interviewzeitpunkt für die Informanten nach dem Tod des Familienmitglieds ermitteln, der in der individuellen Trauerphase eine möglichst geringe Belastung darstellte. Die Durchführung der Interviews bei den Teilnehmern zu Hause bzw. an dem Ort ihrer Wahl unterstützte eine entspannte und vertraute Atmosphäre, die helfen kann, Stress und Belastung in der Gesprächssituation abzubauen (1995). Die sekundäre Auswahl durch ambulante Einrichtungen und eine schriftliche sowie mündliche Information der

Betroffenen ermöglichten genügend Freiraum, in dem sich die Angehörigen ohne Zwänge für eine Zusage entscheiden konnten. In der Interviewsituation erfolgte eine kontinuierliche Auseinandersetzung mit dem Einverständnis der Teilnehmer, das sich als »*process consent*« [56] in der Durchführung qualitativer Interviews in Palliativsituationen bewährt hat. [57]

Die Interpretation der erhobenen Daten – der Kern qualitativer Forschung [58] – erfolgte in Orientierung am Analyseansatz der Grounded Theory. [59] In einem offenen Kodierverfahren, dem Kodieren per Detailanalyse [60] konnten Kategorien ausgebildet werden, die im Sinne des axialen Kodierens [61] – flankiert von der Rekonstruktion der ersten drei Fälle – zueinander in Beziehung gesetzt wurden.

Sample

Im Sinne eines ‚*convenience samples*' – einer Gelegenheitsstichprobe die nahe stehende bzw. verfügbare Informanten beinhaltet [62] – wurden die Teilnehmer einerseits hinsichtlich ihrer Verfügbarkeit, zum anderen hinsichtlich der Heterogenität von Wirklichkeit und Lebenswelt der Teilnehmer ausgewählt. Daher ließe sich in diesem Zusammenhang auch der Begriff eines »*reality samples*« für die erhobene Stichprobe verwenden. Wegen der Tiefe und Reichhaltigkeit der Daten wurden sechs Interviews als ausreichend im Sinne der »theoretischen Sättigung« [63] erachtet. Die folgenden Zusammenfassungen stellen die einzelnen Teilnehmer und ihre Situation der häuslichen Sterbebegleitung in chronologischer Reihenfolge vor, um die Zusammensetzung der Fälle für die anschließende Betrachtung der Ergebnisse transparent zu machen.

Elvira Lack [64] ist eine pensionierte Grundschulpädagogin, ca. Anfang/ Mitte Sechzig [65] und verheiratet. Ihr Mann ist Akademiker, ebenfalls pensioniert, sie haben keine Kinder und leben in einem Ein-Familien-Haus. Zwölf Jahre vor dem Interview hat Frau Lack, damals noch berufstätig, ihren krebskranken Vater in seinem Haus, in welches das Ehepaar kurze Zeit vorher eingezogen war, versorgt. Der genaue Zeitraum der Versorgung ließ sich aus dem Interview nicht rekonstruieren, er erstreckte sich aber über mehrere Monate, schätzungsweise ein halbes Jahr. Der Vater von Frau Lack konnte noch zu Beginn der Versorgung seine Wohnung im ersten Stock des Hauses verlassen, war dann gezwungen, einen Rollstuhl zu benutzen und war am Schluss mehrere Monate komatös an sein Bett gefesselt. Während dieser letzten Monate entschied sich Frau Lack mit Unterstützung des Hausarztes, die Sondenernährung des Vaters abzusetzen und nur noch Flüssigkeit zu geben. Frau Lack hat sich mit ihrem Vater vor seinem Koma nicht über sein Sterben und den bevorstehenden Tod unter halten. Unterstützung bekam sie durch einen ambulanten Pflegedienst, der anfangs einmal, dann zweimal am Tag für die Übernahme der Körperpflege kam. Ein Hausarzt machte mehrfach Hausbesuche. Während ihrer Berufstätigkeit war ein Zivildienstleistender bei ihrem Vater und einmal in der Woche löste ihre Schwester sie bei der Nachtwache am Bett des Sterbenden ab. Ihr Vater starb eines Morgens im Beisein von Frau Lack, nachdem sie die Nacht bei ihm gewacht hatte. Sie erlebte die häusliche Versorgung als sehr belastend, besonders in der Nacht, und sagt, sie hätte in dieser Zeit wie in einer Blase gelebt.

Herbert Kahn ist im Versicherungswesen tätig und 56 Jahre alt. Er war mit seiner verstorbenen Frau fast 35 Jahre verheiratet. Er hat einen verheirateten Sohn und zwei Enkelkinder. In der Souterrainwohnung, die er zuvor mit seiner Frau bewohnte, hat er diese nach ihrem letzten Klinikaufenthalt drei Monate betreut, bevor sie fünf Tage vor ihrem Tod auf eine Palliativstation verlegt wurde. Frau Kahn litt an einem Hirntumor, und ihr Mann bemühte sich bis kurz vor ihrem Tod um eine heilende Behandlung, zuletzt mit alternativen Heilmethoden. Herr Kahn wurde in der Phase der häuslichen Betreuung von einer Hausärztin unterstützt, die ambulante Krankenpflege initiierte, als sich der Zustand von Frau Kahn weiter verschlechterte, und diese nicht mehr in der Lage war zu gehen. Herr Kahn konnte durch die Versorgung der ambulanten Pflege sowie durch Hilfe aus der Nachbarschaft weiter seinem Beruf nachgehen. Einen Kurzurlaub ermöglichte ihm die Schwester seiner Frau, die in dieser Zeit die Versorgung übernahm. Herr Kahn hatte sich mit seiner Frau nicht über deren Sterben und Tod ausgetauscht. Wenige Wochen vor ihrem Tod bemühte er sich um einen Hospizplatz. Nach dem Kontakt mit einem ambulanten Hospizverein organisierte die Hospizmitarbeiterin eine Verlegung der Sterbenden auf eine Palliativstation, wo sie im Beisein der Familie zwei Tage später starb. Die letzten Wochen mit seiner Frau beschreibt Herr Kahn als schlimme Zeit, die er wie eine Achterbahnfahrt erlebt hat. Das Interview fand 14 Monate nach dem Tod seiner Frau statt.

Anne Bonhoff ist eine 62-jährige Lehrerin, die mit ihrem Mann 38 Jahre verheiratet war und in einer Drei-Zimmer-Wohnung lebt. Beide haben eine ca. 30jährige Tochter, die allein stehend ist. Frau Bonhoff lebt den christlichen Glauben und besucht regelmäßig die Kirche, was auch bei ihrem Mann der Fall war, der elf Jahre älter war als seine Frau. Sie singt in einem Chor und leitet eine Seniorengruppe, die kulturelle Unternehmungen macht. Ihr Mann litt an Herz-Kreislauf-Erkrankungen, weswegen sich das Ehepaar Gedanken über eine häusliche Pflege gemacht und ein Pflegebett organisiert hatte. Dann erkrankte ihr Mann an Lungenkrebs, den das Ehepaar in gemeinsamer Entscheidung behandeln ließ, solange dies die Lebensqualität des Kranken positiv beeinflusste. Herr Bonhoff wünschte, zu Hause zu sterben. Seine Frau setzte diesen Wunsch teilweise auch gegen Widerstände wie im Fall eines Notarzteinsatzes um. Das Pflegebett wurde im Wohnzimmer aufgestellt. Frau Bonhoff zog in einer nächtlichen Notsituation einen Palliativdienst hinzu, der sie anschließend in der Versorgung mehrmals täglich unterstützte, Versicherungsaspekte regelte und die Schmerztherapie betreute. Herr Bonhoff wurde ein halbes Jahr zu Hause betreut. Er starb, ohne dass es seine Frau bemerkte, als sie kurz das Zimmer verlassen hatte. Die häusliche Sterbebegleitung beschreibt Frau Bonhoff als intensive Zeit, mit die beste, die sie in ihrer Ehe gehabt hätten. Das Interview fand knapp drei Monate nach dem Tod ihres Mannes statt.

Erna Heidenreich ist 56 Jahre alt und arbeitet in der Verwaltung eines mittelständischen Betriebes. Sie hat einen 25jährigen Sohn aus erster Ehe, der die Universität besucht. Ihr vorheriger Ehemann war verstorben. Sie lebt mit ihrem Sohn und ihrem Hund in einem Reihenhaus in Nachbarschaft ihrer 75-jährigen Mutter. Ihr Mann erkrankte mit 51 Jahren an Darmkrebs, wurde mehrfach operiert und nach einem Rezidiv mit Chemotherapie behandelt. In dieser Zeit begleitete ihn Frau Heidenreich während der Klinik- und Kuraufenthalte. Als sich sein Zustand verschlechterte, äußerte er mehrfach den Wunsch, in ihren Armen sterben zu dürfen. Bei der letzten Entlassung aus der Klinik bekommt Frau Heidenreich Kontakt zu der dortigen Überleitungspflege, die sie bei organisatorischen Punkten, der künstlichen Ernährung des Kranken und seiner weiteren Versorgung in den folgenden vier Wochen bis zu seinem Tod unterstützten. Das Krankenbett des Mannes stand im Wohnzimmer und Frau Heidenreich verbrachte die meiste Zeit in seiner Nähe. Ihr Hausarzt half bei der häuslichen Versorgung mit Hausbesuchen und einer individuellen Schmerztherapie. Nachts versorgte Frau Heidenreich ihren Mann mehrfach, wenn dieser unter Fieberschüben litt. Er starb seinem Wunsch entsprechend in ihren Armen. Frau Heidenreich schildert die häusliche Sterbebegleitung als intensive und zugleich schlimme Erfahrung, weil einerseits beide noch nie so viel Zeit füreinander gehabt hätten, andererseits der Verfall ihres Mannes für sie erschreckend gewesen sei. Das Interview fand acht Monate nach dem Tod von Herrn Heidenreich statt.

Camilla Schmidt ist Anfang Vierzig, hat einige Jahre als Pflegehelferin gearbeitet, ist derzeit ohne Beschäftigung. Sie hat einen 14jährigen Sohn aus einer vorangegangenen Beziehung. Ihr Mann war als Kraftfahrer tätig und erkrankte mit 36 Jahren an Gallengangskrebs, der operativ und medikamentös therapiert wurde. Die Behandlungen führten bei Herrn Schmidt zu mehreren schweren Komplikationen. Seine inneren Organe wurden angegriffen und nach einem operativen Eingriff litt er unter einem Platzbauch. Sein Wunsch war es, das Weihnachtsfest zu Hause verbringen zu können. Bei der Organisation der Entlassung erhielt Frau Schmidt Hilfe durch die Überleitungspflege der Klinik, die sie in der weiteren Versorgung des Sterbenden – künstliche Ernährung, Schmerztherapie und aufwendige Verbandswechsel – unterstützte. Frau Schmidt versorgte ihren Mann tagsüber, in den Nächten war ihre Schwiegermutter bei dem Sterbenden. Ein Hausarzt kam regelmäßig und kümmerte sich um die Schmerztherapie. Herr Schmidt wurde einige Male in eine Klinik gebracht, als Komplikationen auftraten. Seine Versorgung zu Hause dauerte nur wenige Wochen, dann starb er im Beisein der Familie. Die häusliche Sterbebegleitung betrachtet Frau Schmidt im Nachhinein als sehr strapaziös und einen Rund-um-die-Uhr-Job. Das Gespräch fand fast zweieinhalb Jahre nach dem Tod ihres Mannes statt.

Bernhard Heester ist pensionierter Beamter und 83 Jahre alt. Er lebt im Ruhrgebiet in einer Drei-Zimmer-Wohnung und war mit seiner verstorbenen Ehefrau 54 Jahre verheiratet. Er hat zwei Söhne, beide verheiratet, von denen einer mit den beiden Enkelkindern die meiste Zeit im Ausland tätig ist. Seine Frau litt an Brustkrebs, weswegen ihr eine Brust abgenommen wurde. Laut Herrn Heester wollte sie diese Krankheit nicht wahrhaben und das Ehepaar sprach nicht darüber. Als seine Frau schwächer wurde, brachte Herr Heester sie in die Klinik, wo ihm gesagt wurde, sie habe nur noch wenige Wochen zu leben. Auf die Frage der Ärzte, ob sie in der Klinik oder zu Hause sterben soll, entschied sich der Ehemann für letzteres. Ein Krankenbett wurde in der Wohnung aufgestellt und über die Klinik ein Palliativdienst involviert, der mehrfach täglich zur Versorgung der Sterbenden kam. Der Hausarzt des Ehepaares stattete regelmäßig Hausbesuche ab. Herr Heester hat eine schwere Kreislauferkrankung, weswegen er nicht mehr körperlich belastbar ist. Er war für seine Frau in diesen letzten drei Wochen einfach da. Sie bekam über eine Sonde noch etwas Flüssigkeit, wurde mit der Zeit immer schläfriger und verstarb, als ihr Mann kurz den Raum verlassen hatte. Herr Heester sieht seine Betreuung als eine Selbstverständlichkeit an, die er für seine Frau getan hat, auch wenn die Zeit für ihn sehr anstrengend war und er dabei sehr an Gewicht verloren hat. Das Interview findet fast eineinhalb Jahre nach dem Tod seiner Frau statt.

Tabelle: Sampleübersicht

Ergebnisse

Tabelle: Sampleübersicht

Name	Alter	Betreute Pers.	Versorgungsstruktur	Betreuungszeit	Interview
Elvira Lack	~65 J.	Vater	Amb. Pflegedienst	~6-9 Monate	~12 J. / 64'
Herbert Kahn	56 J.	Ehefrau	Amb. Pflege & amb. Hospizdienst	3 Monate	14 Mon. / 105'
Anne Bonhoff	62 J.	Ehemann	Amb. Palliativpflegedienst	~6 Monate	3 Mon. / 100'
Erna Heidenreich	56 J.	Ehemann	Überleitungspflege	4 Wochen	8 Mon. / 390'
Camilla Schmidt	~40 J.	Ehemann	Überleitungspflege	~3 - 4 Wochen	2,5 J. / 70'
Bernhard Heester	83 J.	Ehefrau	Amb. Palliativpflegedienst	3 Wochen	1,5 J. / 148'

Legende: Zeitintervall (J. = Jahre; Mon. = Monate) zwischen Tod des Familienmitglied und Interview sowie Gesamtdauer des Gesprächs (in Minuten); Amb. = Ambulant.

Bereits in der Frühphase der Datenerhebung offenbarte sich, dass Verlauf und Struktur der häuslichen Sterbeversorgung bei den einzelnen Familien höchst unterschiedlich waren. Die Familien wurden von ambulanten Pflegediensten begleitet, hatten einen Palliativpflegedienst hinzugezogen oder wurden von der Überleitungspflege eines großen Klinikums unterstützt. Einige Informanten hatten ihr sterbendes Familienmitglied über wenige Wochen zu Hause betreut, bei anderen dauerte diese Phase mehrere Monate. Elvira Lack kümmerte sich um ihren sterbenden Vater, bei den restlichen Familienangehörigen war es ein sterbender Partner, der versorgt wurde. Bernhard Heester war mehr als 50 Jahre mit seiner verstorbenen Frau verheiratet, bei Anne Bonhoff und Herbert Kahn waren es über 30 Jahre gemeinsame Ehe. Während das Sterben und der bevorstehende Tod zwischen Anne Bonhoff und ihrem Mann offen thematisiert wurden, sprachen Herbert Kahn, Elvira Lack und Bernhard Heester mit ihren todkranken Ehegatten nicht über deren Sterben. Kurzum: Die Situationen, in denen sich die Angehörigen befanden, waren sehr heterogen und der jeweilige Verlauf sehr komplex. Eine Herausforderung für die Rekonstruktion, da die Informanten u.a. wegen der Komplexität der Ereignisse kaum zusammenhängend erzählten.

Der Prozesscharakter der häuslichen Sterbebegleitung

Die Auswertung des ersten Interviews mit Elvira Lack verdeutlichte, dass sich die häusliche Versorgung des sterbenden Vaters als Prozess gestaltete, in dem die Informantin eine Schlüsselrolle einnahm. Sie spricht davon, dass »*irgendwann die Rollstuhlphase abgeschlossen [war]* [66] *und er dann bettlägerig wurde*« (EL 190303 Z. 30/31). Einhergehend mit der Zustandsverschlechterung ihres Vaters nahm Elvira Lack zunehmend eine zentrale Position in seiner Versorgung ein und sah sich mit verschiedenen Situationen konfrontiert, in der sie schwerwiegende Entscheidungen zu treffen hatte. Die weitere Datenanalyse fokussierte daher zum einen die Rolle bzw. Position, welche die Angehörigen in der häuslichen Sterbebegleitung einnahmen. Außerdem wurde untersucht, ob sich in den erhobenen Fällen Verläufe mit verschiedenen Phasen zeigen, die auf Gemeinsamkeiten und Unterschiede zwischen den jeweiligen Erzählungen untersucht werden konnten.

Die Interviews von Herbert Kahn und Anne Bonhoff weisen ebenfalls einen Phasenverlauf auf, stehen sich jedoch in vielen Punkten wie bspw. der Auseinandersetzung mit dem Sterben des Familienmitglieds nahezu gegensätzlich gegenüber. Der Begriff der Verantwortung entwickelte sich in Verbindung mit der Rolle der Angehörigen in der häuslichen Sterbebegleitung in der weiteren Analyse zu einem wichtigen Element. In den Interviews von Elvira Lack, Herbert Kahn und Anne Bonhoff lässt sich die zunehmende Übernahme von Verantwortung gegenüber dem Sterbenden als Typus identifizieren. So sah sich Elvira Lack in einer zentralen, verantwortlichen Rolle, da sie ihrem komatösen Vater immer schon sehr nahe stand und daher der Überzeugung war, die Versorgung am besten für ihn durchführen zu können. Herbert Kahn begann für seine als »*austherapiert*« (HK 280403 Z. 402) bezeichnete Frau alternative Behandlungsmöglichkeiten zu suchen, um alles für sie getan zu haben. Anne Bonhoff wusste um den Wunsch ihres Mannes, zu Hause sterben zu können und war sich der daran geknüpften Verantwortung bewusst: »*Diese Verantwortung für mich (,) er hat mir voll vertraut(!)(,) [...] ich er kommt nich ins Krankenhaus.*« (AB 070503 Z. 429-432)

Unter dem Gesichtspunkt der Übernahme von Verantwortung wurde die Situation der Angehörigen vertiefend analysiert und der darin immanente Prozess identifiziert, der für die weitere Auseinandersetzung mit den Erfahrungen der Angehörigen mit professioneller Hilfe als Bezugsrahmen dienen sollte. Eine zentrale Sequenz für die Exploration des Prozesscharakters der häuslichen Sterbebegleitung stellt eine Passage im Interview mit Erna Heidenreich dar. Während sie Probleme und Schwierigkeiten zu Beginn der häuslichen Versorgungssituation schildert, beschreibt sie, wie sie und ihr Mann diese Zeit empfunden haben: »*Du bist ah nimmer Du selber wie früher [...] alles weg, geht nur noch von einer Sekunde in die nächste und des rund um die Uhr [...] wir haben immer gelacht wir beide, wir sind besser wie jedes Chamäleon.*« (EH 140503 MD1, 07, 02:00ff.) [67] In diesem Zitat bringt sie mehrere Aspekte zum Ausdruck, die für die weitere Auseinandersetzung mit der Thematik relevant sind: Die häusliche Versorgungssituation sowie der Zustand des Sterbenden verändern sich ständig. Diese Veränderungen können schnell sowie jederzeit auftreten und erfordern von allen Beteiligten, sich mit ihnen auseinanderzusetzen bzw. gegebenenfalls geeignete Maßnahmen zu ergreifen, um ihnen begegnen zu können. Langfristige Planungen sind kaum mehr möglich und der Eindruck, etwas verloren zu haben, kommt auf. Man erkennt Humor und Zusammengehörigkeit bei der Angehörigen und ihrem Mann.

Fortwährend auftretende Veränderungen stellen ein gemeinsames Merkmal dar, mit denen sich die Betroffenen konfrontiert sahen, und sie schienen diesem unterschiedlich zu begegnen. Um diesem Umstand Rechnung zu tragen, wurde ein zyklisches Modell konzipiert. Es integriert die ständig stattfindende Veränderung, mit der die Betroffenen umgehen mussten, und den damit einhergehenden kontinuierlichen Anpassungsprozess. Vor dem Hintergrund des Modells lassen sich nun die zentrale Position der Angehörigen, ihre Prioritäten und Strategien, ihre Verantwortung gegenüber dem Sterbenden sowie ihre Erfahrungen mit den professionellen Hilfen abbilden. In der folgenden Zusammenfassung wird der Prozess kurz beschrieben und anschließend ausführlicher vorgestellt.

Der kontinuierliche Veränderungs- und Anpassungsprozess

Im Zentrum dieses Modells steht der Angehörige in seiner zentralen Position. Er nimmt Verantwortung für den Sterbenden wahr und trifft davon ausgehend Entscheidungen, die sich an den Prioritäten und Strategien orientieren, die in der häuslichen Sterbebegleitung entwickelt werden und bestehen. Die zentrale Rolle der Angehörigen in ihrer Verantwortlichkeit gegenüber dem Sterbenden ist hoch komplex und weist unterschiedliche Facetten auf. Sie kann sich in gemeinsamen Prozessen entwickeln, durch Vermutungen um die Bedürfnisse des Sterbenden aufgrund biographischen Wissens aufgebaut werden oder in Form einer eigenen Prägung von Verantwortungsgefühl existieren. Letztere wird bspw. durch Sozialisation, die Beziehung an sich oder durch die Persönlichkeitsstruktur der versorgenden Person beeinflusst.

Aus dem Verantwortungsgefühl leiten sich die Prioritäten in der häuslichen Sterbebegleitung ab. Dies kann bewusst oder unbewusst stattfinden: Wenn eine Ausei-nandersetzung mit dem Sterben nicht offen stattfinden kann, sind diese Prozesse möglicherweise eher unbewusst. Die Prioritäten stellen das Gerüst für die Entscheidungen dar, welche im Sterbeprozess getroffen werden. Es existiert eine Hauptpriorität und mehrere untergeordnete Prioritäten, welche durch den Verlauf der Erkrankung und des Sterbens beeinflusst werden. Sie sind handlungsleitend für die häusliche Sterbebegleitung und stehen in Wechselwirkung mit den einzelnen Elementen des Prozesses. Es existieren Strategien, um die Prioritäten der häuslichen Sterbeversorgung umzusetzen und um Stabilität und Kontinuität zu erhalten bzw. Instabilität zu vermeiden oder zu überwinden. Unbewusst oder bewusst findet eine Bewertung der Strategien und Prioritäten statt.

Der Sterbeprozess ist durch fortlaufende Veränderungen geprägt, die mitunter krisenhaft erlebt werden können. Eine Krise entsteht dann, wenn eine gesetzte Priorität gefährdet wird, was die Verantwortlichkeit der Angehörigen gegenüber dem Sterbenden offenbar werden lässt, da nun neue Entscheidungen getroffen werden müssen, um der Veränderung zu begegnen. Dazu werden bisher genutzte Strategien einer Überprüfung unterzogen. Dieser Prozess beinhaltet entweder eine Beibehaltung bisheriger Strategien, einen Wechsel oder eine Entwicklung neuer Strategien. Die Entwicklung neuer Strategien ermöglicht entweder eine Bewältigung oder Nicht-Bewältigung der Krise, was auch durch eine Beibehaltung der Strategien erreicht werden kann.

Das Erreichen von Stabilität oder Instabilität resultiert in einer Bewertung der Prioritäten bzw. Strategien in der häuslichen Sterbebegleitung, was gegebenenfalls zu einer Anpassung der Prioritäten und Strategien an die neuen Erfordernisse der Situation führt. Dies beeinflusst wiederum die Verantwortlichkeit der Angehörigen gegenüber dem Sterbenden und wirkt sich auf ihre Entscheidungsprozesse aus.

Die Erfahrungen der Angehörigen mit professioneller Hilfe in der häuslichen Sterbebegleitung spiegeln wider, dass zum einen externe Impulse gegeben werden, welche helfen, neue Strategien für die Bewältigung von Krisen zu entwickeln. Weiter übernehmen sie Versorgungsmaßnahmen: Die Angehörigen erfahren, dass ihre häusliche Sterbebegleitung möglich wird, weil die Heilberufe spezielle Versorgungstätigkeiten ausführen und Maßnahmen der Grundversorgung übernehmen. Die Erfahrungen der Angehörigen zeigen, dass die Heilberufe sie in ethischen und moralischen Aspekten unterstützen, indem sie bestehende Strategien bestätigen, so lange diese für die Bewältigung der Situation angemessen erscheinen bzw. gegebenenfalls auf die Notwendigkeit neuer Strategien zu verweisen. Es zeichnet sich ab, dass professionelle Hilfe in existentiellen Situationen bzw. in Krisen bedeutsam ist, wenn Strategien nicht mehr greifen und externe Impulse bzw. Unterstützung notwendig werden, um Krisen bewältigen zu können. Übergeordnete Kategorie der Erfahrungen der Angehörigen mit den Heilberufen ist die Mitverantwortung in Krisen der häuslichen Sterbebegleitung.

78 Der kontinuierliche Veränderungs- und Anpassungsprozess

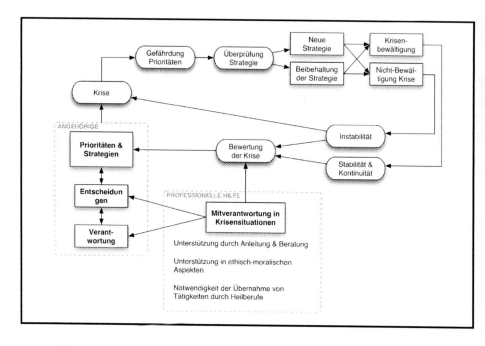

Die zentrale Position der Angehörigen

Die Angehörigen werden während der häuslichen Sterbebegleitung mit einer Vielzahl von Veränderungen konfrontiert. In Verknüpfung mit der eigenen Biografie, der Sozialisation der Betroffenen oder ihren zwischenmenschlichen Beziehungen findet bei ihnen eine Rollenveränderung statt. Rollen, welche die Beteiligten füreinander im Laufe ihres Lebens eingenommen haben, verändern sich durch die Krankheit des Sterbenden und seinem zunehmenden körperlichen Verfall. Dieser Prozess setzt teilweise während der Behandlung der Krankheit ein, teilweise wird er im Verlauf der häuslichen Sterbebegleitung offensichtlich. So zeigen sich im Interview mit Erna Heidenreich Ansätze dieses Prozesses bereits in der Behandlungsphase des Ehemannes, den sie zu bestimmten Therapiemaßnahmen mit Nachdruck aufforderte. Damit übte sie einen anderen Einfluss als in der bisherigen Zeit ihrer Ehe aus, die bislang von gemeinsam im Diskurs getroffenen Entscheidungen geprägt war. In Bezug auf die Kur nach einer schweren Operation entscheidet sie für ihren Mann: *»[D]a wirst Du Dich dort erholen und sobaldst wieder halbwegs fit bist, wir nehmen unser Auto mit, machen wir unsere Tachesausflüchle und dann gehen mer mal nach Salzburg ne oder die nähere Umgebung also des machen wer jetzt(!).«* (EH 140503 MD1 01, 08:03)

Durch die Auswertung des Interviews mit Elvira Lack kristallisiert sich die zentrale Position der versorgenden Angehörigen heraus: Sie ist bestrebt, *»alles alleine zu* *schaffen.«* (EL 190303 Z. 74/75) Ist es ihr expliziter Wunsch, die Betreuung weitestgehend alleine zu bewältigen, so sieht sich Herbert Kahn in der Versorgung alleine gelassen: *»Was mich geärgert hat in der ganzen Phase (,) dass man weitestgehend auf sich alleine gestellt war.«* (HK 280403 Z. 399-401) Anne Bonhoff wiederum ist sich bewusst, dass trotz der Unterstützung durch Hausarzt und Palliativdienst die *»Hauptpflege«* bei ihr lag (AB 070503 Z. 596). In der Versorgung lässt sich dies auch daran festmachen, wie sie die Handlungen der Heilberufe hinsichtlich ihres Nutzens für sie und den Sterbenden beurteilt, bspw. die Einlieferung ihres sterbenden Mannes in die Klinik, als dieser unter Harnverhalt litt: *»Das nützt mir nix.«* (AB 070503 Z. 522) Deutlich wird dies auch in der fast besitzergreifenden Haltung Erna Heidenreichs gegenüber ihrem sterbenden Mann, wenn sie davon spricht, dass es positiv sei, wenn *»dein Kranker«* schmerzfrei sein konnte (EH 140503 13, 09:10).

Elementarer Bestandteil der *»zentralen Position der Angehörigen«* ist die Verantwortung, welche die Angehörigen für den Sterbenden übernehmen. Aus dieser leiten sich Prioritäten ab, welche sich die Angehörigen und auch der Sterbende für die Zeit der Sterbebegleitung gesetzt hatten, sowie Strategien, mit denen sie diese Prioritäten umsetzten und während der Versorgung Entscheidungen trafen. Diese zentrale Position der Angehörigen in einem komplexen und von vielfältigen Einflussfaktoren geprägten Geschehen ist für den Verlauf der Sterbebegleitung und die Interaktion der Betroffenen mit den Akteuren der professionellen Hilfen von Bedeutung.

Die Verantwortung der Angehörigen gegenüber dem Sterbenden

Die Angehörigen drücken in den Interviews implizit oder explizit aus, dass sie Verantwortung für den Sterbenden in der häuslichen Sterbebegleitung übernahmen. Dies wird als letzter Liebesdienst angesehen, den man seiner geliebten Person – ob nun Ehepartner oder Vater – noch erweisen konnte: *»Aber es war meine freiwillige Entscheidung, =es ist jetzt nicht aus Pflichtgefühl heraus(!), es war aus liebender(!) Zuwendung.«* (EL 190303 Z. 461-463) Auch Erna Heidenreich unterstreicht diesen letzten *»Liebesbeweis«* (EH 140503 MD1, 03,05:40) ebenso wie Camilla Schmidt (CS 150503 06, 01:30). Ebenso wie Herr Heester (BH 220503 05, 00:00) betrachten beide die häusliche Sterbebegleitung als Selbstverständlichkeit, die man der geliebten Person schuldig war. Herr Heester sah es als seine Pflicht an, *»für sie da zu sein.«* (BH 220503 10, 01:00)

Neben der emotionalen Verbindung mit dem Sterbenden und den daraus abgeleiteten Pflichten hat auch die Auseinandersetzung mit dem Thema *»Sterben und Tod«* zwischen den Sterbenden und den versorgenden Angehörigen Einfluss auf die Verantwortungsübernahme. Anne Bonhoff ist sich durch offene Gespräche mit ihrem Mann bewusst, dass er ihr vollends vertraute und nicht in die Klinik eingeliefert werden wollte (AB 070503 Z. 429-432) Dadurch fühlt sie sich für ihn verantwortlich: *»[D]as sind schon Dinge, die man (,) wirklich(!)(,) sich überlegen muss. (3) Is ne ganz schöne Verantwortung. [...] (4) Aber er hat sich wohlgefühlt(!)(,) er wusste es-er konnt zu*

Hause bleiben(!)(,) das wäre furchtbar gewesen für ihn, ins Krankenhaus zu gehen.« (AB 070503 Z. 453-458) Die Verantwortung gegenüber dem Sterbenden kann somit den Angehörigen bewusst sein und sich explizit in ihren Erzählungen finden lassen. Sie wird aber auch implizit deutlich, wenn sich die Angehörigen wie im Fall von Herrn Kahn auf einer organisatorischen Ebene um Belange der Sterbenden bemühen. Er legt Einspruch gegen die Begutachtung durch den Medizinischen Dienst der Krankenkassen (MDK) bei der Einstufung der Pflegebedürftigkeit seiner sterbenden Frau für die Pflegeversicherung ein (HK 280403 Z. 193ff.).

Die Verantwortung der Angehörigen gegenüber dem Sterbenden weist verschiedene Charakteristika auf. Zum einen nehmen sie diese wahr, indem sie Prozesse vor, während und auch nach der häuslichen Sterbebegleitung steuern. Dabei kann es sich um rein organisatorische Belange wie Terminvereinbarungen mit Ärzten, aber auch um intensivere Auseinandersetzungen mit verschiedenen Institutionen wie beispielsweise dem Medizinischen Dienst der Krankenkassen (MDK), Lieferanten von medizinischen Hilfsmitteln oder Haus- bzw. Klinikärzten handeln. Herr Kahn berichtet von einer Auseinandersetzung mit dem MDK, als seine Frau bei der Einstufung in seinen Augen widersprüchlich begutachtet worden war: »*Dann kam das Gutachten, dann hab ich mich so geärgert(!) (..) die Ärztin hat sich in ihrem Gutachten wirklich von Frage zu Frage selbst widersprochen. (2) Ich hab das anschließend sofort am nächsten Tach mit der Sachbearbeiterin (,) bei der ((Name Krankenkasse)) (,) entsprechend kommuniziert(!) auch mit dem Abteilungsleiter(!) (..) und nur aufgrund meiner Schilderungen (,) ist ohne weitere Begutachtung die Höherstufung in zwei erfolgt.*« (HK 280305 Z. 203-210) Hier intervenierte der Angehörige bezüglich finanzieller Aspekte der häuslichen Versorgung. Die Prozesssteuerung kann sich auch auf den Todkranken bzw. Sterbenden selbst beziehen. Frau Heidenreich überedet ihren Mann nahezu zu einer Chemotherapie und gibt ihm dadurch einen Impuls: »*[U]nd die Chemo, die machen wir jetzt rein vorsorglich, schaffmer ah no, pfeif auf die Chemo (,) steckst doch Du weg mit links.*« (EH 140503 MD1, 02, 04:58)

In Verbindung mit einem steuernden Eingreifen in Prozesse der Sterbebegleitung sehen sich die Angehörigen der Verantwortung gegenüber, komplexe existentielle Entscheidungen – gemeinsam mit dem Sterbenden oder auch alleine – treffen zu müssen. Bedingt durch den verwirrten Zustand ihres Mannes sah sich Anne Bonhoff mehrfach der Notwendigkeit gegenüber, einen Notarzt rufen zu müssen. Sie tat dies nicht, da sie um den Wunsch ihres Mannes wusste, nicht in die Klinik eingeliefert zu werden (AB 070503 Z. 432/433). Häufig können die Angehörigen bei solch existentiellen Entscheidungen auf professionelle Hilfe bauen. Elvira Lack konnte vom Arzt ihres Vaters in ihrem Konflikt beruhigt werden, den komatösen Sterbenden, dessen Schmerzzustand für sie schwer einzuschätzen war, durch zu viele Schmerzmittel ggf. zu töten (EL 190303 Z. 117ff.).

Es ist ebenfalls denkbar, dass sich solche existentiellen Entscheidungen gegen den expliziten Willen des Sterbenden richten können. Frau Heidenreich spricht in Bezug auf die Ablehnung ihres Mannes gegenüber einer Inkontinenzwindel davon, dass sie seinen Willen brechen musste (EH 140503 MD1, 10:00ff.). Die Angehörigen müssen – teilweise alleine – Entscheidungen treffen, die mit Konsequenzen für den weiteren Verlauf der Sterbebegleitung oder für den Zustand des Sterbenden verbunden sind. Entscheidungen können offensichtlich im Sinne des Sterbenden sein, wie dies bei Frau Bonhoff der Fall ist, die ihren sterbenden Mann seinem Wunsch entsprechend nicht in die Klinik bringen lässt. Entscheidungen können sich gegen einen explizit geäußerten Willen richten, wie dies die eben beschriebene Situation verdeutlicht, in der Frau Heidenreich sich gezwungen sah, den Willen ihres Mannes zu brechen.

Die Verantwortung gegenüber dem Sterbenden spiegelt sich letztendlich in den vielfältigen Tätigkeiten wider, welche die Angehörigen in der Versorgung ihrer sterbenden Familienmitglieder übernehmen. Diese reichen von eher alltäglichen Maßnahmen der Fürsorge für Schwerstkranke wie Waschen, Essen reichen und Ankleiden bis hin zu spezielleren Tätigkeiten der Schmerzmittelgabe durch Injektionen, dem Verabreichen künstlicher Ernährung, der Versorgung von Blasenkathetern oder dem Absaugen von Schleim aus den Atemwegen. Für Herrn Heester beinhaltet dies, für seine Frau einfach »da zu sein« und ihr den Mund zu befeuchten, da er in seinem 82. Lebensjahr körperlich nicht mehr in der Lage war, anstrengende Tätigkeiten zu verrichten (BH 220503 16, 00:00). Für Frau Heidenreich stellt sich diese Verantwortung komplexer dar, da sie sich einer Vielzahl spezialisierter Tätigkeiten gegenüber sah, die sie in ihrer Verantwortlichkeit zu bewältigen hatte: *»Und Du kommst dann natürlich (,) als als äh diese diese Bezugsperson in in große Schwierigkeiten, weil ich zum Beispiel überhaupt keine medizinische Ausbildung habe, ja und dann sollst Du praktisch diese wahnsinnige Verantwortung übernehmen, Dein nächsten Menschen [...] den sollst Du jetzt spritzen, künstlich ernähren, ich hab regelrecht Angst davor ghabt.«* (EH 140503 MD1, 03, 10:03)

Prioritäten und Strategien

Die Angehörigen waren sich in der Betreuung des Sterbenden ihrer zentralen Position und der damit verbundenen Verantwortung weitestgehend bewusst bzw. brachten diese teils explizit, teils implizit durch ihre Handlungen zum Ausdruck. Ihr steuerndes Eingreifen in laufende Prozesse oder die Übernahme spezieller Tätigkeiten in der Versorgung des Sterbenden finden im Hinblick auf Prioritäten statt, die offen oder verdeckt im Vorfeld bzw. während dieser Zeit bestanden. Diese Prioritäten besitzen einen dynamischen Charakter, da sie durch den anschließend dargestellten kontinuierlichen Veränderungs- und Anpassungsprozess beeinflusst und ggf. verändert werden. Sie werden von den Beteiligten im Prozessgeschehen hinterfragt und es werden geeignete Maßnahmen ergriffen, um sie aufrechterhalten sowie umsetzen zu können. Die Entwicklung der Prioritäten vollzieht sich unterschiedlich. Sie können z. B. auf einer offenen Auseinandersetzung zwischen dem Sterbenden und dem betreuenden Familienmitglied basieren, wie das bei Anne Bonhoff, Erna Heidenreich und Camilla Schmidt der Fall war. Bei Bernhard Heester, Elvira Lack und Herbert Kahn ist dies nicht der

Fall. Hier beruhen die Prioritäten in der Sterbebegleitung auf eigenen Vorstellungen und Zielen, basierend auf der Annahme, durch die langjährige Beziehung und Vertrautheit im Sinne des Sterbenden zu handeln.

In diesem komplexen und von vielfältigen Veränderungen geprägten Prozess der Sterbebegleitung steht bei allen Angehörigen eine Priorität an oberster Stelle: Der Sterbende sollte würdig sterben, wenn möglich im Beisein der Angehörigen. An dieser Stelle sei darauf hingewiesen, dass die Angehörigen mit »würdig« weitestgehend ein Sterben im häuslichen Bereich verbinden, da mit einem Tod in einer Institution, vorwiegend dem Krankenhaus, verknüpft wurde, dass der Sterbende an Schläuchen hängen würde, von denen er nicht mehr loskäme (AB 070503 Z. 436-438) und ohne *»richtige Betreuung dahinsiechen«* würde (HK 280403 Z. 820-823). Die Klinikaufenthalte während der Krankheitsphase des sterbenden Familienmitglieds hatten so z.B. den Eindruck hinterlassen, in der Klinik könne man kaum Vertrauen aufbauen, da man mit vielen Personen am Tag zu tun hat (CS 150503 17, 00:00). Dennoch steht der Tod zu Hause nicht als unabänderliches Ziel von Anfang an fest – diese Priorität wird den Umständen entsprechend umgesetzt bzw. verändert. So war sich Anne Bonhoff bewusst, dass sie, falls ihr Mann durch seinen Lungenkrebs ersticken würde, möglicherweise eine andere Entscheidung in Bezug auf den Ort der Versorgung hätte treffen müssen: *»[I]ch mein gut wenn er jetzt erstickt wäre, wäre es was anderes vielleicht gewesen ja und bei manchen muss man vielleicht im Krankenhaus.«* (AB 070503 Z. 471-473) Herr Kahn wiederum brachte seine Frau wenige Tage vor ihrem Tod auf eine Palliativstation, wo er das Betreuungsumfeld würdiger fand, als er es zu Hause am Schluss hätte leisten können (HK 280403 Z. 854-856).

Ein würdiges Sterben verbinden alle Angehörigen damit, dass der Sterbende möglichst keine Schmerzen zu erleiden hatte, wie die bereits geschilderte Konfliktsituation in Bezug auf die Gabe von Schmerzmitteln, in der sich Elvira Lack befand, unterstreicht. Erna Heidenreich fleht die professionellen Helfer geradezu an: *»[B]itte lasst ihn keine Schmerzen erleiden.«* (EH 140503 MD1 07, 04:40) Dieser Punkt ist auch für die Sterbenden von großer, wenn nicht zentraler Bedeutung. Der Ehemann von Frau Bonhoff fürchtete sich bspw. nicht vor dem Tod, was sie mit seinen Erfahrungen während des Zweiten Weltkrieges in Verbindung bringt. Vor den Schmerzen im Sterben hatte er Angst, die ihm durch adäquate Schmerztherapie jedoch genommen werden konnte (Ab070503 Z. 662ff.): *»Das is ja die Hauptangst im Sterben des Sterbenden. =dieses Kranken überhaupt. (2) Die Angst vor den Schmerzen.«* (AB 070503 Z. 630/631)

Dem Familienmitglied ein würdiges Sterben zu ermöglichen, verbindet sich auch mit den Wünschen und Bedürfnissen des Sterbenden, die dieser entweder ausdrücklich geäußert hatte oder die die Betreuenden vor dem Hintergrund ihres gemeinsamen Lebens zu kennen glaubten, wenn sie mit der sterbenden Person nicht mehr explizit darüber gesprochen hatten. Der ausdrückliche Wunsch des Ehemannes von Frau Bonhoff, zu Hause sterben zu können, ist bereits zitiert worden. Ähnlich direkt formulierte es der Mann von Frau Heidenreich: *»[S]ein größter Wunsch war immer, hoffentlich* *darf ich in Deinem Arm sterben.«* (EH 140503 MD1 03, 04:40) Bernhard Heester, Elvira Lack und Herbert Kahn hatten sich mit ihren sterbenden Familienmitgliedern nicht explizit über ihre Wünsche unterhalten, weswegen sie ihre langjährige Beziehung als Entscheidungsgrundlage für ihr Tun nutzten: »*[I]ch bin einfach, weil ich ihn sehr, sehr gern hatte(!), äh und wir uns sehr, sehr nahe standen(!), davon ausgegangen, dass ich das Richtige tun würde(!).*« (EL 190303 Z. 138-141)

Eine weitere Priorität der Angehörigen besteht darin, den Sterbenden weiter am Lebensalltag teilnehmen zu lassen, was sich durch die häusliche Versorgung zumeist umsetzen ließ. Dies bedeutete oft eine Veränderung des Wohnraums, damit sich der Sterbende in den Räumen aufhalten konnte, in denen alle Beteiligten die meiste Zeit ihres bisherigen Alltags verbracht hatten: »*[D]ann ham wir hatt ich hier (,) ähm (,) Pflegebett, [...] =hab ich umgeräumt(!) damit er dann im am äh Leben teilnehmen konnte.*« (AB 070503 Z. 81/82) Im bisherigen Lebensbereich entsteht eine »*Krankenstation im Wohnzimmer*« (EH 140503 MD1 05, 05:40ff.), die dem Sterbenden einerseits ermöglichte, am Alltag der Familie teilzunehmen. Auf der anderen Seite konnte so individuell auf seine Bedürfnisse eingegangen werden: »*[D]a unten spielt sich das Leben ab, hier, oben wird ja eh nur gschlafen, da hat er sein Garten, da kann ich die Terrassentür aufmachen, kann nern a mal vorschieben, ja in seim Bett.*« (ebd.) Voraussetzung für die Teilnahme am Familienalltag ist ein einigermaßen stabiler Zustand des Sterbenden. Mit dem zunehmenden Verfall des Sterbenden wird diese Priorität verändert und die Angehörigen orientieren sich daran, dass der Sterbende in einer vertrauten und würdigen Umgebung sterben kann: Elvira Lack würde ihrem Vater keinen »*Verlust seines Umfelds*« zumuten (EL 190303 Z. 51) und der sterbende Mann von Camilla Schmidt äußerte den Wunsch, zu Hause »*in vertrauter Umgebung*« sterben zu wollen (CS 150503 08, 04:37).

Die hier dargestellten Prioritäten sind keine statischen, unter allen Umständen zu erfüllenden Zielsetzungen, sondern werden in der Auseinandersetzung der Betroffenen mit der jeweiligen Situation getroffen – oberste Priorität hat ein würdiges Sterben. Die Angehörigen verfolgen individuelle Strategien, um diese Prioritäten umsetzen zu können, die ihrer Verantwortung gegenüber dem Sterbenden und die bestehenden Prioritäten in der häuslichen Sterbebegleitung operationalisieren. Die verschiedenen Strategien werden kontinuierlich hinterfragt und ggf. verändert, falls ihre Beibehaltung für die Umsetzung der Prioritäten nicht mehr dienlich ist. Auch sie besitzen einen dynamischen Charakter.

84   Die zentrale Rolle der Angehörigen in der häuslichen Sterbebegleitung

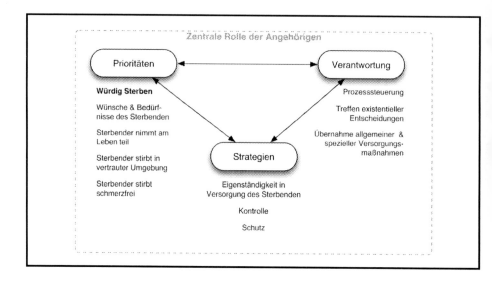

Um verantwortlich für den Sterbenden Entscheidungen treffen zu können, verfolgen die Familienangehörigen drei übergeordnete Strategien. Sie bemühen sich um ein entsprechendes Maß an Eigenständigkeit und Kontrolle in der Versorgung des Sterbenden, bspw. in Form von Selbstkontrolle: die Angehörigen waren gezwungen, sich »*selbst völlig neu zu steuern*« (EH 140503 MD1 09, 05:24), »*immer bemüht natürlich no hundertprozentiger zu sein als vorher*« (ebd., MD1 11, 05:14) oder sie »*funktioniert[en]*« nur noch (HK 280403 Z. 583/584). Ihre Kontrolle bezieht sich auf die Situation der häuslichen Sterbebegleitung und die in diese involvierten Personen sowie Institutionen. Das bereits geschilderte Beispiel von Anne Bonhoff, die den Notarzt zurückwies, verdeutlicht dies. Die Angehörigen versuchten, ihre Kontakte und die des Sterbenden zur Außenwelt, also den Lebensbereichen, die nicht direkt in die häusliche Sterbebegleitung involviert waren, zu kontrollieren. Elvira Lack verschwieg bspw. ihren Nachbarn und Arbeitskollegen, dass ihr Vater im Sterben lag (EL 190303 Z.712ff.), und Erna Heidenreich wies Besuch für ihren Mann zurück, da der Sterbende nicht wollte, dass andere ihn in seinem schlechten Zustand sahen (EH 140503 MD2 13, 00:00).

Der Umgang mit professioneller Hilfe besitzt ebenfalls unterschiedliche strategische Ausprägungen. Die Heilberufe können als Unterstützung hinzugezogen werden, wie das bei der Mehrzahl der Familien in Bezug auf die pflegerische und hausärztliche Versorgung der Fall war. Das geschieht im Hinblick auf allgemeine oder spezialisierte Tätigkeiten der Heilberufe, die strategisch in einem größeren Spektrum wichtig waren. Sie können auch die Basis darstellen, welche die häusliche Sterbebegleitung möglich macht, weil dadurch Raum für die berufliche Tätigkeit der versorgenden Angehörigen entsteht oder Tätigkeiten übernommen werden, welche die Angehörigen aufgrund fehlender Expertise oder mangels körperlicher Kraft nicht leisten können. Das Hilfsangebot der Heilberufe wird in besonderen Situationen umgangen bzw. abgelehnt, z.b. in der Zurückweisung des Notarztes durch Frau Bonhoff oder dem Bestreben von Elvira Lack, ihren Vater alleine zu versorgen, um den entsprechenden Prioritäten gerecht werden zu können. In diesem Zusammenhang übernehmen die Angehörigen eine sowohl grundlegende als auch spezialisierte Versorgungstätigkeit, um die häusliche Sterbebegleitung möglich zu machen. Dies kann sich von der Körperpflege des Sterbenden über die Gabe von Schmerzmedikamenten durch Injektionen bis hin zum Absaugen von Sekret aus den Atemwegen oder der Handhabung aufwändiger künstlicher Ernährung erstrecken.

Die Verantwortung der Angehörigen gegenüber dem Sterbenden bildet zusammen mit ihren Prioritäten und Strategien in der häuslichen Sterbebegleitung ein komplexes, facettenreiches Netz. Das Wechselspiel dieser Konzepte charakterisiert die »zentrale Position der Angehörigen« in der häuslichen Sterbebegleitung. Sie bedingen sich zum Teil gegenseitig bzw. beziehen sich aufeinander und werden demzufolge bei Bedarf beibehalten, verändert oder angepasst. Ihre Beschreibung kann nur einen kleinen Ausschnitt der Elemente darstellen, die in dieser Lebensphase eine Rolle spielen, und soll weder werten noch gewichten, sondern beschreiben. Es gibt im Zusammenhang mit den Prioritäten und Strategien in der häuslichen Sterbebegleitung kein »richtig« oder »falsch«, sondern eher ein »der Situation angemessen« – und dies entscheidet sich in einem multifaktoriellen Prozess. Im folgenden Abschnitt werden einige Elemente des Prozesses dargestellt und damit ein Schritt in Richtung eines Versuchs unternommen, die Wirklichkeit der Angehörigen in der häuslichen Sterbebegleitung umfassend zu beschreiben.

Der Veränderungs- und Anpassungsprozess im Detail

Die Bedeutung dieses Prozesses für die Erfahrungen der Angehörigen mit professioneller Hilfe in der häuslichen Sterbebegleitung verdeutlicht sich bereits durch ihre komplexe zentrale Position, in der sich die Angehörigen befinden. Die einzelnen Fallverläufe der häuslichen Sterbebegleitung sind individuell und facettenreich. Elvira Lack spricht davon, dass sie während der häuslichen Sterbebegleitung wie in einer Blase gelebt hat (EL 190303 Z. 723). Herbert Kahn erlebt die letzten Wochen seiner Frau als eine schlimme Zeit, die ihn an die Grenze seiner Leistungsfähigkeit brachte (HK 280403 Z. 252 und Z. 268). Für Anne Bonhoff war es aufgrund intensiver Begegnungen mit ihrem Mann »*mit die beste Zeit in unserer Ehe*« (AB 070503 Z. 718), was auch Erna Heidenreich betont, da vorher nie die Möglichkeit bestand, so viel Zeit miteinander zu verbringen (EH 140503 MD2 15, 03:50ff.). Alle Interviews sind von Anstrengungen, Entbehrungen und schmerzhaften Erlebnissen dieser Zeit geprägt. Neben dem bevorstehenden Verlust des nahe stehenden Menschen haben sicher ebenfalls die sich teilweise überstürzenden Ereignisse hierzu beigetragen. Die Beständigkeit des Alltags löst sich auf und die Betroffenen sehen sich einer Vielzahl von Herausforderungen, Problemen und Veränderungen gegenüber, die es schrittweise oder auf einmal zu bewältigen galt. Frau Heidenreich benutzt für diese Zeit symbolisch den Begriff »*Chamäleon*«, weil sie und ihr Mann sich in dieser Zeit immer wieder aufs Neue auf Veränderungen einstellen mussten (EH 140503 MD1 07, 02:20).

Die Auseinandersetzung mit verschiedenen Krisensituationen geschieht in diversen Schritten, mit denen der Krise begegnet wird oder die weiter zu ihrer Eskalation beitragen. Anhand zweier Interview- bzw. Fallbeispielen von Elvira Lack und Erna Heidenreich soll dieser Prozess näher erläutert werden. Frau Lack schildert folgende Episode: *»[I]ch hatte nur die Möglichkeit, ihm schmerzlindernde Mittel zu geben. Auch da war ich sehr unsicher(!), mein Vater stöhnte eigentlich immer, er gab (1) ((atmet hörbar aus)) äh schwer at-men-de Geräusche von sich(!), die ich immer im Sinne der Schmerz-äußerung einordnete(!), aber der Hausarzt beruhigte mich und sagte (1), das ((»s« sehr ausgedehnt)) (,) käme wahrscheinlich aus dem Unterbewussten heraus, (-)ich kann es medizinisch nicht einordnen(!), (-)und als ich ihm jetzt über die Sonde äh die Schmerzmittel gab(!) (2) wusste ich nie genau, wie viel gebe ich ihm. [...] Äh (3) und äh (2) kann es so weit gehen, dass ich ihn sogar töte(?) oder gebe ich ihm so wenig(!), dass er diese Schmerzen weiterhin hat, das war für mich auch jeden Tag eine ganz schwierige Situation. Äh bis mir dann der Hausarzt dahingehend half, dass er sagte, (,) sie können ihm eigentlich gar nicht zu viel geben.«* (EL 190303 Z. 116-133)

Erna Heidenreich erzählt von einer Situation kurz vor dem Tod ihres Mannes: *»[D]er Arzt sagt zu mir, also Frau Heidenreich, es (,) kann nicht mehr lange dauern so als Information zu verstehen, (2) sacht er er atmet sehr schwer, vielleicht sollte ma ihn noch mal an die Flasche, an die Kochsalzlösung nehmen. (2) Hmm. (1) Gut (1) Ich wer mes überlegen, ich wers ah mit meine Schwesterle ansprechen. Hab abgsprochen. (1) Und dann war die Christel da, da hinten wars gstanden, ah ganz erschüttert, weil i gsacht ab, bitte Mädel, bitte ganz offen und ehrlich Info, ich bitte drum. Was passiert wenn ich anschließe und was passiert, wenn ich nicht anschließe.«* (EH 140503 MD1 14, 00:00)

Aus Sicht der Angehörigen entsteht eine Krise, wenn eine oder mehrere Prioritäten der Sterbebegleitung gefährdet werden. Elvira Lack befand sich bei der Gabe von Schmerzmitteln in einem Konflikt, da sie den Zustand ihres Vaters objektiv nur schwer einschätzen konnte und sich daher nicht sicher war, ob sie dem Sterbenden zu wenig oder zu viel Schmerzmittel verabreichte. Unter diesen Umständen ließ sich die oberste Priorität eines »würdigen Sterbens« nicht mehr aufrechterhalten, da sie annehmen musste, dass ihr Vater ggf. Schmerzen zu erleiden hatte. Auch Erna Heidenreich befand sich durch die sich verschlechternde Atmung ihres Mannes und seinem nahenden Tod in einer Krise: Sie sah das »würdige Sterben« ihres Mannes durch seine schlechte Atemsituation gefährdet. In ihrer zentralen Position sehen sich beide Angehörige der Verantwortung gegenüber, Entscheidungen im Sinne des Sterbenden treffen zu müssen, um der Krise begegnen zu können. Das subjektive Erleben einer Krise wird von individuellen Faktoren beeinflusst, die sich in den Interviews abzeichnen, im Rahmen der Forschungsfrage jedoch nicht detaillierter verfolgen lassen. Neben den bereits erwähnten Punkten der Biografie und der Sozialisation der Betroffenen dürfte auch die emotionale Beziehung zwischen dem Angehörigen und der sterbenden Person das Ausmaß der Krise bestimmen. Einen nahe stehenden, geliebten Menschen leiden zu sehen oder seinen Zustand als Leiden zu interpretieren, scheint starken Druck auf die betreuenden Familienangehörigen auszuüben und dadurch die Krisensituation mit zu beeinflussen.

Um einer Gefährdung der Prioritäten bis hin zu deren Aufhebung begegnen zu können, werden die Strategien, die bis zum Beginn der Krise für eine Umsetzung der Prioritäten genutzt werden, überprüft. Dieser Schritt kann dazu führen, dass neue Strategien entwickelt oder bisher genutzte als ausreichend für die Bewältigung der Krise betrachtet werden. Für Elvira Lack bedeutete dies, dass sie ihre bisherige Strategie, den Vater nach Möglichkeit alleine zu versorgen (Eigenständigkeit in der Versorgung des Sterbenden), überdenken und ihre Position, am Besten zu wissen, was für ihn das Richtige sei, verlassen musste. Sie holte sich Informationen bzw. Rat bei ihrem Hausarzt und entwickelte eine neue Strategie, indem sie ihn in diese Entscheidung mit einbezog. Erna Heidenreich verfolgte ebenfalls die Strategie »Eigenständigkeit in der Versorgung«, die sie auch früh mit einer weiteren Strategie verknüpfte, indem sie professionelle Hilfe für spezielle Versorgungsmaßnahmen hinzuzog und sich von ihnen beraten sowie anleiten ließ.

Eine Krise kann bewältigt werden oder eskalieren, indem bisheriger Strategien beibehalten oder neue entwickelt werden. Elvira Lack erhielt durch ihre neue Strategie, den Arzt hinzuzuziehen, Rat und Unterstützung bei dieser komplexen Entscheidung, die sie täglich zu treffen hatte (EL 190303 Z. 132ff.). Sie konnte die Krise bewältigen und ihre Situation etwas stabilisieren. Stabilität beinhaltet eine gewisse Regelmäßigkeit bzw. Routine, wodurch Sicherheit erreicht werden kann. Die Interviews weisen einen Zusammenhang zwischen der Entwicklung neuer Strategien zur Krisenbewältigung und dem Gewinnen von Stabilität und Kontinuität auf, bspw. indem auf professionelle Hilfen zurückgegriffen wird. Frau Heidenreich behielt ihre bisherige Strategie bei und konnte auf diesem Weg ein gewisses Maß an Stabilität erreichen. Kontinuität spielt in diesem Zusammenhang ebenfalls eine Rolle. Es kommt nicht zu einem Bruch in der Versorgung, sondern die häusliche Sterbebegleitung kann unter den gegebenen Prioritäten weiter geführt werden. Eine Strategie für die Krisenbewältigung längerfristig beizubehalten scheint eher zu einer Nicht-Bewältigung der Krise zu führen und zur Instabilität in der häuslichen Sterbebegleitung beizutragen. Herr Kahn umschreibt dies treffend als »*Achterbahnfahrt*« (HK 280403 Z. 407).

Das Erreichen von Stabilität oder Instabilität führt zu einer Bewertung der Krise, in der die Prioritäten bzw. Strategien in der häuslichen Sterbebegleitung hinterfragt und gegebenenfalls verändert werden. Dies beeinflusst wiederum die Verantwortlichkeit der Angehörigen gegenüber dem Sterbenden, da neue Strategien eine Zunahme oder auch eine Abnahme an Verantwortung für die betreuenden Familienmitglieder bedeuten können. Durch die Anpassung ihrer Strategie war Elvira Lack in der Lage, dieser Konfliktsituation zu begegnen und sich auf sie einzustellen. Sie konnte weiter ihre Prioritäten aufrechterhalten, sah sich aber in ihrer Verantwortung gegenüber dem Sterbenden durch den Hausarzt unterstützt, der somit ein gewisses Maß an Verantwortlichkeit mit übernahm. Bei Erna Heidenreich trugen die professionellen Hilfen bereits Mitverantwortung, weswegen sie in den letzten Stunden der häuslichen Sterbebegleitung der Ehefrau Unterstützung bei ihrer Entscheidung geben konnten.

Die Angehörigen treffen Entscheidungen vor dem Hintergrund ihrer Verantwortung gegenüber dem Sterbenden, die gewissermaßen die Motivation für diese operationalen Handlungen zur Umsetzung von Strategien darstellt. In diesem komplexen Geschehen scheinen Veränderung und Anpassung die einzigen Konstanten zu sein. Sowohl die Verantwortung gegenüber dem Sterbenden, die Prioritäten und Strategien in der Sterbebegleitung als auch die Rolle der Angehörigen bzw. der professionellen Hilfen werden in diesem zyklischen Prozess hinterfragt und neu bemessen. Der zyklische Veränderungs- und Anpassungsprozess scheint sich auf verschiedenen Ebenen gleichzeitig und ineinander greifend zu vollziehen, wenn sich bspw. Familien- und beruflicher Alltag mit der häuslichen Sterbebegleitung verbinden. Aus dieser Konstellation entstehen auf verschiedenen Ebenen Krisensituationen mit unterschiedlichen Ausprägungen, die jederzeit und ad hoc auftreten können, wie Frau Heidenreich betont: »*Du entscheidest ganz schnell von einer Sekunde auf die andere nämlich wenn diese Situation eingetreten ist. [...] Du bist ah nimmer Du selber wie früher [...] alles weg, geht nur noch von einer Sekunde in die nächste und des rund um die Uhr.*« (EH 140503 MD1 07, 01:50ff.)

Erfahrungen mit Palliative Care

Die Angehörigen begegnen den Heilberufen in der häuslichen Sterbebegleitung in unterschiedlichen Situationen und Phasen des Sterbeprozesses. Sie machen vor dem Hintergrund des geschilderten Veränderungs- und Anpassungsprozesses in dieser Zeit verschiedene Erfahrungen mit professioneller Unterstützung im Sinne von Palliative Care.

Die Mitverantwortung der Heilberufe in existenziellen Situationen

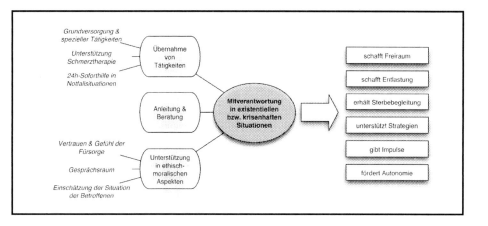

Anleitung und Beratung

Im Verlauf des Sterbeprozesses verschlechtert sich der Zustand des sterbenden Menschen zunehmend, teilweise binnen kurzer Zeit. Die Angehörigen werden mitunter mit einem »explosionsartigem Verfall« (HK 280403 Z. 573/574) konfrontiert. »*Verfall*« bedeutet, mit ansehen zu müssen, wie die Kraft des Todkranken schwindet, wie er sich mehr und mehr aus der Welt zurückzieht und wie verschiedene Funktionen des Körpers nachlassen. Komplexe und technisch aufwändige Versorgungsmaßnahmen, welche über die erwähnte »*Grundversorgung*« hinausgehen, werden notwendig, bspw. die Injektion von Schmerzmitteln, die Handhabung künstlicher Ernährung, der Umgang mit Ableitungen und Schläuchen oder das Absaugen von Schleim aus den Atemwegen. Die betreuenden Angehörigen übernehmen diese Tätigkeiten, da sie mit dieser Strategie die Betreuung des Sterbenden in seinem vertrauten Umfeld gewährleisten und ihm damit einen würdigen Tod ermöglichen. Für die Übernahme dieser mitunter sehr aufwändigen Maßnahmen spielt die Anleitung und Beratung der betreuenden Familienangehörigen durch die Heilberufe eine wichtige Rolle: »*[S]ie [die Überleitungspflege] hat mir dann auch gezeigt ähm wie ma die künstliche Nahrung so wie ma des anschließt, wo die Kochsalzlösung angeschlossen wird und so weiter dass eben die Versorgung eben auch zu Hause stattfinden konnte.*« (CS 150503 09, 00:00) Die Angehörigen bekommen von den professionellen Hilfen durch Anleitung und Beratung Unterstützung in ihrer häuslichen Sterbebegleitung und den damit verbundenen Prioritäten. Sie können so Eigenständigkeit und Autonomie in der Versorgung erlangen und bekommen Sicherheit sowie Vertrauen vermittelt: »*Ich hatte das große Glück, dass ich zwei so Mädels [die Pflegerinnen der Überleitungspflege] an der Hand hatte, die in der Lage warn, äh mir Sachen beizubringen ja die ich ja dann gerne auch angenommen habe.*« (EH 140503 MD1 07, 02:50)

Für die Angehörigen sind feste Bezugspersonen der professionellen Hilfen wichtig, wie in den Interviews mehrfach, oft in Zusammenhang mit Vorerfahrungen in der Klinik betont wird: »*Im Krankenhaus ist einmal die Schwester da, dann is die Schwester da und dann is die Schwester da äh und zu Hause ist eine Bezugsperson, die kennt ma dann und zu ihr baut sich a Vertrauen auf und da is des was ganz was anders als wie wenn die Schwestern von Tag zu Tag wechseln und man kann irgendwo keinen Bezug aufbauen (,) denn die Angehörigen bauen Vertrauen auf genauso wie der Patient.*« (CS 150503 17, 00:00) Vertrauen zwischen den Akteuren macht Anleitung und Beratung in der Sterbebegleitung möglich, die von den Betroffenen als unterstützend erlebt wird.

Unterstützung in ethisch-moralischen Aspekten

Eine Vertrauensbasis ist auch Voraussetzung, dass die Angehörigen durch die Heilberufe während der häuslichen Sterbebegleitung Unterstützung in ethisch-moralischer Hinsicht erleben. Dieses Konzept weist mehrere Dimensionen auf. Zum einen bekommen die Angehörigen ein Gefühl der Fürsorge und des Vertrauens vermittelt. Weiter bieten die professionellen Hilfen Raum für Gespräche und ggf. für eine Auseinandersetzung mit dem Thema Sterben und Tod. Schließlich machen sie die Erfahrung, dass die Mitarbeiter der Heilberufe ihre bzw. die Situation des Sterbenden einschätzen und erklären, sowie den Betroffenen Zuspruch zukommen lassen können.

Kontinuität in der professionellen Versorgung durch feste Bezugspersonen fördert das Vertrauen der Angehörigen zu den Heilberufen, wodurch sie in der existentiellen Situation der häuslichen Sterbebegleitung Unterstützung erfahren. Das Vertrauen basiert auch auf der Einschätzung, dass die professionellen Hilfen im Umgang mit Schwerstkranken bzw. Sterbenden kompetent sind, da sie auf viel praktische Erfahrung im Umgang mit dieser Gruppe zurückgreifen können (EH 140503 MD2 10, 04:08 und 06:00). Sie bringen den Angehörigen Respekt und Akzeptanz für ihre Prioritäten in der Sterbebegleitung entgegen und bieten ihnen eine ethisch-moralische Stütze an.

In den Interviews finden sich Aussagen über den »*menschlichen Umgang*« mit dem Sterbenden und den Angehörigen (AB 070503 Z. 643 und Z. 734), der »*fein und behutsam*« gewesen sei (BH 220503 02, 03:10ff. und 03, 01:49ff.). Es dominiert der Eindruck, dass die Heilberufe gerne zu den Betroffenen nach Hause kommen, um sie zu versorgen (HK 280403 Z. 562ff. oder AB 070503 Z. 155/156). Auf diese Weise können sie dem Sterbenden auch einen gewissen Lebensanreiz bzw. zusätzliche Freude am Alltag vermitteln (AB 070503 Z. 711ff.). Die Angehörigen erhalten dadurch eine positive Rückkopplung, die ihnen über die formale Ebene der erbrachten Dienstleistung hinaus ein Gefühl der Fürsorge vermittelt. So bewertet es Herr Heester als positiv, dass der betreuende Hausarzt unaufgefordert bei ihm nach dem Rechten sah und die Palliativpflege öfters als vertraglich vereinbart zur Versorgung seiner Frau erschien (BH 220503 02, 03:10).

Auf Basis einer vertrauensvollen Beziehung bieten die professionellen Helfer den Angehörigen Raum für Gespräche, die sich auch mit dem Thema Sterben und Tod befassen können. Die Angehörigen äußern das Gefühl, die Heilberufe nehmen sich Zeit und schaffen Gesprächsraum: »*[D]ie [Pflegenden vom Palliativpflegedienst] haben sich auch viel Zeit genommen und auch gesprochen(!) über alles Mögliche und wenn wir Fragen hatten, auch rein technischer Natur.*« (AB 070503 Z. 736-738) Im Zentrum stehen dabei der Sterbende und seine betreuenden Angehörigen mit ihren Wünschen die jeweilige Situation betreffend: »*[B]ei der Pflegeüberleitung die nimmt sich doch etwas mehr Zeit für den Patienten, spricht mal miteinander auch über die Ängste die der Patient selber hat oder welche Ängste die Angehörigen haben, man kann sich mal kurz hinsetzen und drüber reden.*« (CS 150503 17, 02:00)

Die Betroffenen erleben eine weitere ethisch-moralische Unterstützung durch die professionellen Helfer, welche die Situation des Sterbenden einschätzen, ihre Eindrücke mitteilen und den Angehörigen Zusammenhänge erklären. In den Interviewbeispielen von Elvira Lack und Erna Heidenreich wird diese Dimension offensichtlich. Auch der Hinweis, den Sterbenden nicht mehr allzu lange alleine zu lassen, da der Tod bald eintreten könnte, kann als Beispiel angeführt werden (AB 070503 Z. 395ff.). Darüber hinaus scheint die professionelle Einschätzung auch dem Sterbenden zu helfen, da die Pflegekraft – wie dies im obigen Zitat von Frau Schmidt bereits deutlich geworden ist – seinen Ängsten begegnet und wie im Falle von Anne Bonhoff entscheidende Impulse geben kann: »*[K]am so um halb elf noch mal [die Pflegende vom Palliativpflegedienst] und ist bis nach zwölf geblieben(!) (1) und hat ihn dann praktisch(!)(,) gesacht und das hätte ich so nich sagen können(!)(,) also als äh Sie haben jetzt alles gut(!)(,) geregelt(!)(,) Sie können ganz beruhigt jetzt gehen(!)(,) ja, Sie brauchen keine Unruhe mehr zu haben(!)(,) und ich bin überzeucht, dass Ihr ganz persönlicher Schutzengel Sie abholt. (2) Und das hat ihm sehr gut getan.*« (AB 070503 Z. 753-759) Die Pflegende übernahm in dieser Situation eine Rolle, welche die Ehefrau nicht hätte ausüben können und unterstützt sie in diesem Moment.

Die einzelnen Dimensionen der Erfahrung, in ethisch-moralischen Aspekten unterstützt zu werden, beziehen sich auf verschiedene Punkte im komplexen Prozess der Veränderung und Anpassung in der häuslichen Sterbebegleitung. Die Angehörigen werden in ihren Prioritäten bzw. Strategien unterstützt, die sie und der Sterbende sich gesetzt haben. Sie werden auch angeregt, neue Strategien zu entwickeln, wofür die Auseinandersetzung mit den Heilberufen eine wichtige Rolle darstellt. Die professionelle Unterstützung erleichtert Entscheidungen in Krisensituationen und leistet dadurch einen entscheidenden Beitrag zur Stabilität und Kontinuität der häuslichen Sterbebegleitung.

Notwendigkeit der professionellen Übernahme von Tätigkeiten

Mit der Übernahme der Betreuung des Todkranken verfolgen die Angehörigen die Priorität, ihm ein würdiges Sterben zu ermöglichen. Im Verlauf des Sterbeprozesses machen sie die Erfahrung, dass sie den Heilberufen für die Aufrechterhaltung des Status quo bzw. der weiteren Umsetzung ihrer Prioritäten bestimmte Versorgungsmaßnahmen abtreten können bzw. müssen, die sich auf unterschiedliche Bereiche erstrecken. Eine Übernahme der *»Grundversorgung«* (EL 190303 Z. 166) – dem Waschen, Lagern und Ankleiden des Todkranken – durch die professionellen Hilfen kann aus unterschiedlichen Gründen erfolgen. Herr Heester war bspw. körperlich nicht mehr in der Lage war, seine bettlägerige Frau zu lagern und zu waschen. Trotzdem nahm Herr Heester in dieser Zeit 10 Pfund ab, da er auch nachts für seine Frau da sein musste: *»[W]ie ich die Zeit geschafft habe, weiß ich nicht«* (BH 220503 03, 02:48)

Durch die Versorgung der professionellen Hilfen wird Freiraum geschaffen, der für berufliche Verpflichtungen wie bspw. Herr Kahn und Frau Lack oder für eine Freizeitbeschäftigung genutzt wird, wie das bei Frau Bonhoff der Fall war. Auch anstehende Besorgungen oder Einkäufe werden dadurch möglich. Die aufwändige Versorgung des Sterbenden füllt den Tag vollständig aus: *»[I]m häuslichen Bereich bist Du ja 24h rund um die Uhr da.«* (EH 140503 MD1 13, 18:45) Damit die betreuenden Familienmitglieder weiter Zeit zur Ausübung des Berufs oder für Freizeitaktivitäten haben, müssen einige Tätigkeiten an die Heilberufe abgegeben werden, was mitunter schrittweise vollzogen wird. Frau Lack nutzte zu Beginn der Versorgung ihres Vaters den ambulanten Dienst einmal, später zweimal täglich und zog einen Zivildienstleistenden hinzu. Frau Bonhoff bewältigte die Betreuung ihres Mannes alleine, bis sie in einer Krisensituation den Palliativdienst hinzuzog, der sie dann auch weiter unterstützte.

Die Abgabe von Tätigkeiten an die professionellen Helfer hat Auswirkungen auf die bereits angeführte Vertrauensbasis, da die Angehörigen einen Teil ihrer Verantwortung gegenüber dem Sterbenden in andere Hände legen. Des Weiteren sind organisatorische Belange für die häusliche Sterbebegleitung von Bedeutung, die von den Mitarbeitern der professionellen Hilfen übernommen werden bzw. die diese übernehmen müssen. Dabei kann es sich wie im Fall von Herrn Kahn um die Verschreibung ambulanter Pflege durch seine Hausärztin (HK 280403 Z. 755ff.) oder die Abwicklung notwendiger Schritte für eine zügige Aufnahme in die Pflegeversicherung handeln (AB 070503 Z. 374ff.). Auch das Beschaffen von Hilfsmitteln, die für eine häusliche Versorgung benötigt werden, fällt unter diesen Punkt. Für die Angehörigen stellt z.B. die oft sehr kurzfristige Organisation eines Krankenbettes mitunter ein erhebliches Hindernis dar, bei dem sie auf professionelle Hilfe zurückgreifen müssen. Frau Heidenreich machte ebenso wie Herr Heester die Erfahrung, dass eine Hilfsmittelfirma das für den kommenden Tag benötigte Bett erst nach acht Tagen liefern wollte, was durch das Engagement der professionellen Hilfen behoben werden konnte (EH 140503 MD2 10, 00:00; BH 220503 02, 02:15).

Letztendlich übernehmen die professionellen Hilfen verschiedene Tätigkeiten, die eine **fachliche Kompetenz** voraussetzen. Dabei kann es sich um die Versorgung eines Portkatheters oder einer Schmerzpumpe oder auch um die Gabe von Medikamenten handeln. Die Angehörigen sind bestrebt, ein hohes Maß an Eigenständigkeit in der häuslichen Sterbebegleitung zur Umsetzung ihrer Prioritäten zu besitzen. Dazu erlernen sie mitunter anspruchsvolle Vorgänge wie das Absaugen von Schleim aus den Atemwegen, das Elvira Lack bei ihrem Vater übernahm (EL 190303 Z. 904/905). Prinzipiell können die Angehörigen größtmögliche Eigenständigkeit in der Versorgung des Sterbenden erlangen, auch wenn gewisse Handlungen eine explizite Expertise voraussetzen. Da der Sterbeprozess mitunter sehr rasch und vehement fortschreitet, kann es an Zeit fehlen, die betreuenden Familienmitglieder bei verschiedenen Maßnahmen anzuleiten. Bestimmte Verrichtungen bereiten den Angehörigen auf emotionaler Ebene Schwierigkeiten, weswegen sie diese an die professionellen Hilfen delegieren. Camilla Schmidt schildert den aufwändigen Verbandswechsel auf dem Bauch ihres Mannes als eine belastende Tätigkeit, die sie der Überleitungspflege übertrug: »*Schwester Martha kann ein Lied davon singen, da ihm auch zum Schluss diese Platten, die zur Versorgung gehört ham nimmer ghalten ham, es is alles neben rausgelaufen und also sie musste auch öfters am Tag kommen (,) weil ich au sagte, des mach ich nicht, ja diese Platte allein scho abzuziehn tut mir mehr weh wie ihm , also da (,) lass i dann die Finger davon.*« (CS 150503 06, 00:00) Herr Kahn geriet in Panik, als er seiner Frau Tabletten mit Chemotherapie geben wollte, auf denen sie in ihrem Zustand der Agonie herumkaute. Auch er empfand es entlastend, diese Verrichtung an den ambulanten Pflegedienst abgeben zu können (HK 280403 Z. 924ff.).

»Würdiges Sterben« wird aus der Angehörigenperspektive durch ein Höchstmaß an **Schmerzfreiheit** charakterisiert. Um dies zu ermöglichen, greifen sie auf die Expertise der Heilberufe zurück, die, wie im Beispiel von Elvira Lack und dem Hausarzt, anleiten und beraten. Für die Informanten stehen die konkrete Versorgung mit Schmerzpumpen, Schmerztabletten oder Schmerzpflastern und damit die Auseinandersetzung mit ihren Ängsten und denen der Sterbenden vor reellen bzw. potentiellen Schmerzen im Vordergrund: »*[D]es einzig Positive is wirklich Du hast Dein Kranken schmerzfrei halten können mit allen betroffenen Personen, die da Dir so toll und tüchtich zur Seite gestanden ham, aber alles andere ist Gottjämmerliches Verrecken.*« (EH 140503 MD1 13, 09:10) Die Angehörigen machen die Erfahrung, dass durch die Einbeziehung der Heilberufe in die häusliche Sterbebegleitung das Ziel eines möglichst schmerzfreien Sterbens weitestgehend umgesetzt werden kann. Voraussetzung hierfür ist eine angemessene Fort- und Weiterbildung der Heilberufe im Bereich der Schmerztherapie: »*Auch was Schmerzmedi-medizin is, das hmm (,) tun die meisten Ärzte aus Unwissenheit nich, weil ses nich wissen, die müssen sich besser fortbilden. (,) Heutzutage braucht keiner mehr Schmerzen zu haben.*« (AB 070503 Z. 625-628)

Die häusliche Sterbebegleitung ist von kontinuierlichen Veränderungen geprägt, die in dem bereits skizzierten Prozess dazu führen, dass die Heilberufe für die betreuenden Angehörigen in der täglichen Versorgung des Sterbenden eine große Hilfe sind.

Die Verfügbarkeit der Hilfsangebote ist dabei von zentraler Bedeutung. Die Versorgungsstruktur der in dieser Arbeit erhobenen Fälle weist Unterschiede auf, die sich mitunter an der Rufbereitschaft der versorgenden Dienste festmacht. Elvira Lack und Herbert Kahn waren außerhalb der Versorgung durch die ambulanten Dienste sowie ihrer Hausärzte auf sich gestellt, zumindest findet sich in ihren Interviews kein Hinweis auf eine Rufbereitschaft der professionellen Hilfen. Die weiteren vier Informanten nutzten Dienste, bei denen sie sowohl auf eine **24h-Rufbereitschaft** zurückgreifen konnten als auch Mobilfunknummern des betreuenden Hausarztes erhielten.

Die Bedeutung einer 24h-Rufbereitschaft für die betreuenden Angehörigen unterstreichen die Aussagen von Herbert Kahn und Elvira Lack. Beide hatten besonders nachts eine umfassende Versorgung zu leisten, die teils krisenhaft erlebt wurde (HK 280403 Z. 1360ff.; EL 190303 Z. 171ff.). Die daraus resultierende Belastung lässt Frau Lack offen resümieren: *»[I]ch (!) würde mir heute die Möglichkeit offen lassen(!) (1) wenn ich das noch mal tun würde(!) (1) dass ich (,) doch (,) abbrechen könnte(!) (,) und äh (3) und dann (,) äh ((schnell)) wie gesacht (,) ähm (,) in ein Hospiz(!) [...] geben würde. (1) Oder eben noch stärkere Hilfestellung auch in der Nacht.«* (EL 190303 Z. 393-399) Eine verstärkte Hilfestellung in der Nacht bzw. eine längere Präsenz der professionellen Hilfen in den Nachtstunden bedingt sich nicht grundsätzlich aus der Rufbereitschaft, welche der Palliativdienst und die Überleitungspflege der verbleibenden vier Informanten anbieten. Für Camilla Schmidt, die jederzeit auf die Überleitungspflege zurückgreifen konnte, bedeutete dies, Rat und Hilfe in Momenten zu erhalten, in denen sie nicht mehr weiter wusste: *»[M]a wusste die Pflegeüberleitung, die kommt, dann kann ich ihr das überlassen, also das war scho a gewisse Sicherheit.«* (CS 150503 09, 00:00)

Dieses Wissen um potentielle Hilfe in einer Notsituation vermittelt den Angehörigen Sicherheit, da sie von den professionellen Hilfen zuverlässigen Rückhalt vermittelt bekommen, auf den sie ggf. zurückgreifen können. Ebenso wie Frau Schmidt verfügte auch Frau Heidenreich neben der Rufbereitschaft der Überleitungspflege über eine Mobilfunknummer des betreuenden Hausarztes, die sie mehrfach nutzte. Das Wissen um potentielle sofortige Hilfe stellt eine Unterstützung für die Betroffenen dar: *»Da wars für mich einfach scho Hilfeleistung mit dem Wissen, ich kann mich jederzeit melden bei ihr, wobei ich da von mir aus auch sagen muss, dass ich da weder belasten oder die Nachtruhe stören muss.«* (EH 140503 MD2 19, 01:00) Das Wissen, dass sie auf rasche Hilfe zurückgreifen können, spielt für die Angehörigen im Zusammenhang mit der häuslichen Sterbebegleitung eine entscheidende Rolle, um die von Anne Bonhoff erwähnte *»Hauptpflege«* auch gewährleisten zu können. Ein Zugriff auf die 24h-Rufbereitschaft erfolgt in dieser existentiellen Situation bewusst vor dem Hintergrund, dass es sich dabei um eine Rufbereitschaft für Notfälle handelt.

Mitverantwortung in existentiellen und krisenhaften Situationen

Hintergrund für die Exploration der Erfahrungen der Angehörigen mit Palliative Care ist die zentrale Rolle, welche die Angehörigen gegenüber dem Sterbenden einnehmen, und ihre damit verbundene verantwortliche Position im kontinuierlichen Veränderungs- und Anpassungsprozess. Auf diese Weise lassen sich die Konzepte der Detailanalyse zu einer übergreifenden Kategorie der Angehörigenerfahrung zusammenführen. Die einzelnen Konzepte der Anleitung und Beratung, der Unterstützung in ethischmoralischen Aspekten und die Notwendigkeit der Übernahme von Tätigkeiten durch die Heilberufe werden durch die Kategorie der Mitverantwortung verbunden, die die professionellen Hilfen in Krisen sowie in der gesamten existentiellen Situation der häuslichen Sterbebegleitung mittragen. Die betreuenden Familienmitglieder stehen in einem fortwährenden Anpassungsprozess verantwortlich für den Sterbenden ein und geben für die Umsetzung der Prioritäten in verschiedenen Bereichen, die von der individuellen Situation der Betroffenen abhängen, einen Teil der Verantwortung an die Heilberufe ab.

Letztere spielen bei der Auseinandersetzung der Angehörigen mit den Prioritäten eine Rolle, da sie ihnen bspw. die Situation des Sterbenden spiegeln, in Krisensituationen zur Seite stehen oder Anregungen bei der Entwicklung neuer Strategien geben. Die Erfahrungen der Angehörigen mit professioneller Hilfe in der häuslichen Sterbebegleitung zeigen, dass externe Impulse helfen, neue Strategien für die Bewältigung von Krisen zu entwickeln oder auf deren Notwendigkeit hinweisen. Weiter übernehmen die Heilberufe Versorgungsmaßnahmen, die eine häusliche Sterbebegleitung grundsätzlich ermöglichen, weil spezielle und mit Fachwissen verbundene Tätigkeiten wie z.B. komplexe Schmerztherapien oder Portkatheterversorgungen den Angehörigen abgenommen werden. Aufgrund fehlender Expertise oder emotionaler Beteiligung hätten sie das nicht durchführen können. Die professionelle Übernahme der »*Grundversorgung*« verhilft den Angehörigen zu Freiraum für Beruf, Einkauf oder Freizeit. Sie erfahren Entlastung, wenn die häusliche Sterbebegleitung ihre Kräfte übersteigt. Dadurch tragen die Heilberufe mitverantwortlich zur Aufrechterhaltung der häuslichen Sterbebegleitung bei, da sie die Eigenständigkeit der Angehörigen in der Versorgung unterstützen und zu Stabilität bzw. Kontinuität beitragen können.

Bei den analysierten Daten liegt der Schwerpunkt des Erfahrungshorizontes der Angehörigen mit den Heilberufen auf der Unterstützung in ethischen und moralischen Aspekten. Die professionellen Hilfen tragen in diesem Bereich zur Bewältigung von Krisen oder Konfliktsituationen bei, indem sie bestehende Strategien bestätigen, so lange diese für die Problemlösung angemessen erscheinen, oder ggf. auf die Notwendigkeit neuer Strategien verweisen. In existentiellen Situationen bzw. in Krisen ist die professionelle Hilfe notwendig, wenn Strategien nicht mehr greifen und externe Impulse bzw. Unterstützung nötig werden, um die Krise bewältigen zu können. Wie in Abbildung I zu erkennen ist, interagieren die Heilberufe mit der Verantwortung der Angehörigen gegenüber dem Sterbenden, den Prioritäten bzw. Strategien der häuslichen Sterbebegleitung sowie den Entscheidungen, die sich daraus ableiten. Die Aktionen der Mitarbeiter der Heilberufe beeinflussen in verschiedenen Bereichen den häuslichen Sterbeprozess und tragen zu seinem individuellen Verlauf bzw. seiner retrospektiven Einschätzung seitens der Angehörigen bei. Die übergeordnete Kategorie der Erfahrungen der Angehörigen mit den Heilberufen ist deren ‚*Mitverantwortung in existentiellen bzw. krisenhaften Situationen der häuslichen Sterbebegleitung*'.

Perspektiven für Forschung und Praxis

Prozesscharakter und Erleben professioneller Hilfe

Die Forschungsergebnisse knüpfen an bisherige wissenschaftliche Erkenntnisse - das Verlaufskurvenmodell *(»illness trajectory«)* von Corbin und Strauss [68] wie auch den von Davies/ u.a. [69] beschriebenen Übergangsprozess *(»transition«)* oder das *»shaded continuum«*, das Woods/ u.a. [70] skizzieren - über einen prozesshaften Charakter in der häuslichen Sterbebegleitung bzw. im Verlauf chronischer Krankheiten an. Besonders die theoretischen Überlegungen von Corbin und Strauss liefern einen wertvollen konzeptionellen Bezugsrahmen für weitere Betrachtungen der gewonnen Ergebnisse, ein analytischer Schritt, der aus Mangel an Zeit und Ressourcen an dieser Stelle nur ansatzweise skizziert werden kann. Die im Verlaufskurvenmodell von Corbin und Strauss beschriebenen Charaktcristiken von Verlauf und Bewältigung chronischer Krankheiten sowie von Sterbenprozessen in der Familie verdeutlichen die Dynamik und Wechselhaftigkeit des Geschehens, in dem sich die Beteiligten befinden. Akute Krisensituationen, kontinuierliche Auseinandersetzung mit den Taktiken, die zum Umgang mit der Situation genutzt werden, eine vielschichtige Bewältigungsarbeit, die von den Betroffenen zu leisten ist - dies sind Elemente des Verlaufskurvenmodells, die sich auch in den vorliegenden Untersuchungsergebnissen finden lassen. Der konzipierte kontinuierliche Veränderungs- und Anpassungsprozess bildet demzufolge sowohl die Situation als auch die Erfahrungen der Betroffenen mit Palliative Care ab und verdeutlicht die in der Literatur identifizierte Vielschichtigkeit und Dynamik der häuslichen Sterbebegleitung. Dadurch wird das Spannungsfeld greifbarer, in dem sich die Betroffenen befinden.

Viele Passagen der erhobenen Interviews decken sich mit Literaturaussagen. Davies/ u.a. sprechen von einem leeren Raum, einer *»neutral zone«*, in der sich die Betroffenen befanden, was dem Gefühl von Elvira Lack, *»wie in einer Blase gelebt«* zu haben, ähnelt. Die Fallstudien rücken jedoch die fehlende Beständigkeit und die fortwährenden Veränderungen, mit denen die Beteiligten konfrontiert werden, besonders in den Vordergrund. Die *»Achterbahnfahrt«* von Herbert Kahn und das von Erna Heidenreich benutzte Bild eines *»Chamäleons«* unterstreichen den dynamischen Charakter des Spannungsfelds, in dem sich die Betroffenen befinden. Die prägnante zentrale Rolle der betreuenden Angehörigen wird auch in den Empfehlungen der Bielefelder Begleitforschung eines Modellprojekts in NRW hervorgehoben: auf der Prioritätenliste aller

Akteure sollte ganz oben stehen, »*die Angehörigen in ihrer zentralen Rolle zu würdigen, zu stärken und ihnen zugleich den notwendigen Beistand bei der Bewältigung ihrer spezifischen Lebensphase zu offerieren.*« [71] Eingangs beschriebene Forschungsergebnisse zu Bedürfnissen, Stressempfinden und Zufriedenheit der Angehörigen mit professioneller Versorgung in der häuslichen Sterbebegleitung implizieren, dass die Betroffenen eine klare Vorstellung haben, wie das Sterben zuhause ablaufen sollte. Daher muss in Bezug auf die vorliegenden Ergebnisse die positiv konnotierte Prämisse der professionellen Helfer, es ginge darum, »*Angehörige mit einzubeziehen*« [72] oder »*Einbindung von Angehörigen*« [73] anzustreben, umfassend diskutiert und hinterfragt werden.

Die Erfahrungen der befragten Angehörigen verdeutlichen aber auch die vielschichtigen und komplexen Aufgaben, welche die Heilberufe in der häuslichen Sterbebegleitung wahrnehmen. Deren Mitverantwortung in dieser existentiellen Lebensphase der Betroffenen hat besondere Bedeutung, da sie in ethisch-moralischen Aspekten unterstützen und eine Soforthilfe rund um die Uhr anbieten. Die Untersuchungsergebnisse weisen auch auf den besonderen Stellenwert der Kommunikation der Gesundheitsberufe mit den Betroffenen hin, da das Einschätzen und Erklären der Situation des Sterbenden zusammen mit Anleitung und Beratung für die Angehörigen von zentraler Bedeutung war.

Mit den Fallbeschreibungen soll auch darauf verwiesen werden, dass eine häusliche Sterbebegleitung nicht per se einen offeneren Umgang mit dem Themenkomplex »Sterben und Tod« für die Betroffenen bedeutet. Die Informanten befanden sich in individuellen Situationen und setzten sich unterschiedlich mit dem Sterben des Familienmitglieds auseinander, weswegen Alternativen zur häuslichen Sterbebegleitung nur vor dem Hintergrund des jeweiligen Falls erwogen werden können. Das Spektrum erstreckt sich von geschlossener Bewusstheit im Sinne von Glaser und Strauss [74] bis hin zu einem offenen Umgang mit dem bevorstehenden Tod. Die Auseinandersetzung der Angehörigen mit dem Sterben des Familienmitglieds spielt für den Verlauf und die damit verbundenen Erfahrungen der Angehörigen sicher eine entscheidende Rolle. Diesbezüglich wäre eine weitere wissenschaftliche Auseinandersetzung wünschenswert. Zum einen, weil das Thema »Sterben« noch zu wenig Gegenstand von Information ist, welche die Heilberufe besonders außerhalb der häuslichen Versorgungsstrukturen den Betroffenen anbieten sollten. [75] Andererseits weisen die vorliegenden Interviews auf die Tragweite professionellen Handelns hin: »*[T]he process of handling death is a preparation for handling life for those who remain.*« [76]

Das Konzept der Mitverantwortung der professionellen Hilfen in existentiellen Situationen lässt erahnen, wie bedeutsam die Interaktion der Heilberufe mit den Angehörigen für deren Auseinandersetzung und Bewältigung der Sterbesituation ist. Die Heilberufe begeben sich unter den Prämissen des Palliative-Care-Konzepts in äußerst komplexe und dynamische Situationen. Ihr Handeln nimmt Einfluss auf das Geschehen und den kontinuierlichen Veränderungs- und Anpassungsprozess. Mit dem Wissen um die Dimensionen des professionellen Handelns in diesem komplexen System kann der Situation der Angehörigen in der häuslichen Sterbebegleitung differenzierter begegnet werden. Dazu braucht es eine Reihe an Anpassungs- und Modernisierungsmaßnahmen in der prioritär häuslichen Pflege und Versorgung von Menschen in der letzten Lebensphase. [77] Da die Angehörigen eine »*unabdingbare Ressource*« [78] in der häuslichen Sterbebegleitung sind, muss der Tatsache begegnet werden, dass der Zugang zur Palliativversorgung oft »*[n]icht gezielt durch das professionelle Versorgungswesen vermittelt*« wird. [79]

Forschung mit vulnerablen Gruppen

Das Forschungsdesign ermöglichte für die Datenerhebung und Analyse die nötige Flexibilität, um sich auf die situationsspezifischen Erfordernisse, bspw. dem Wunsch der Informantin Heidenreich, das Gespräch nur im Beisein des ‚gatekeepers' zu führen, einstellen zu können. Besonders der narrative Charakter der Interviews erwies sich als hilfreich für die Datenerhebung in diesem sensiblen Themenbereich, da zum einen umfangreiche Daten gewonnen werden konnten. Außerdem erhielten die Teilnehmer größtmöglichen Freiraum in der Gestaltung der Interviewsituation, was angesichts der vulnerablen Situation der Betroffenen zur Minimierung von »*unintended side effects*« [80] bedeutsam ist. Die Vulnerabilität der Betroffenen hat einen höchst individuellen Charakter und erscheint mehrdimensional. Es ist nicht das Thema an sich, das den vulnerablen Status einer Gruppe bedingt. Entscheidend ist die Einstellung des Forschenden in der theoretischen sowie praktischen Herangehensweise an die sensible Thematik, da auch in Interviews zu harmlosen Themen unbeabsichtigte Wirkungen auftauchen können. In der vorliegenden Untersuchung erhielten die Interviews durch ihre flexible Handhabung und den Freiraum, den die Informanten der Gestaltung der Interviewstruktur hatten, ein sinnstiftendes Element. Die Gesprächsbereitschaft der Teilnehmer, ihre Dankbarkeit und die positive Rückmeldung an den Forschenden heben das hervor. Entscheidend ist dabei der Eindruck der Teilnehmer, dass ihr Gespräch eine Bedeutung hat, sei es nun in Bezug auf das Forschungsvorhaben an sich, auf erhoffte positive Auswirkungen, auf die Situation weiterer Betroffener oder auf die Chance einer Gesprächsmöglichkeit im Alltag. Eine Validierung der Ergebnisse im Sinne eines »*member checking*« [81] wurde nicht durchgeführt, da eine erneute Konfrontation der Teilnehmer mit einer Interviewsituation unangemessen erschien und einige Ergebnisse der Datenauswertung auch potentiell belastend hätten sein können.

Fazit

Die vorliegende Untersuchung beschreibt die komplexe Situation der häuslichen Sterbebegleitung aus Sicht der Angehörigen. Die erhobenen Daten unterstützen bisherige wissenschaftliche Erkenntnisse, werfen aber auch neue Fragen auf. Lässt sich die Situation, in der sich Angehörige in der häuslichen Sterbebegleitung befinden, mit anderen Versorgungssituationen vergleichen, die ähnliche Charakteristika aufweisen? Was sind Gemeinsamkeiten, worin unterscheiden sie sich? Der diskutierte kontinuierliche

Veränderungs- und Anpassungsprozess ist diesbezüglich ausführlicher mit anderen Verläufen von Krankheit und häuslicher Versorgung von Schwerstkranken zu untersuchen, bspw. unter Gesichtspunkten des Verlaufskurvenkonzepts von Corbin und Strauss. Eine spezifischere Betrachtung der häuslichen Sterbebegleitung u.a. hinsichtlich bestimmter Versorgungsstrukturen, Konstellationen von betreuender und sterbender Person oder der Dauer der Versorgung sind ebenfalls notwendig, um die Aussagekraft der bisherigen Ergebnisse zu erhöhen.

Die Aussagen der Angehörigen lassen erkennen, dass der Palliative-Care-Ansatz ein wichtiges Konzept für die professionelle Unterstützung der Betroffenen ist. Die heterogene Versorgungssituation in der Bundesrepublik, die sich auch in der Zusammensetzung des erhobenen Samples widerspiegelt, verdeutlicht die Notwendigkeit einer umfassenden Strategie für das Gesundheitswesen. Wenn in einer Dekade knapper werdender Ressourcen und tief greifender Veränderungen im Gesundheitswesen Zielsetzungen im Sinne des »*ambulant vor stationär*«-Gedankens [82] verwirklicht werden sollen, ist für die Begleitung der Betroffenen eine professionelle Unterstützung von großer Bedeutung. Zuhause zu sterben ist nicht zwangsläufig mit einem besseren Ergebnis für alle Beteiligten verbunden, wie der Fallverlauf von Herrn Kahn verdeutlicht. Der individuelle Charakter der häuslichen Sterbebegleitung erfordert von den Heilberufen ein hohes Maß an Einfühlungsvermögen, um den jeweiligen Bedürfnissen und Belastungen der Akteure begegnen zu können. Letztere beruhen auf Interaktionen von physischen, psychologischen, sozialen und spirituellen Veränderungen.[83]

Die zentrale Rolle, welche die WHO der Pflege-Disziplin zuschreiben möchte, bedingt wiederum eine intensivere Auseinandersetzung mit dem Thema durch die Pflege- und Versorgungsforschung. Aufbauend auf den im Rahmen dieser Untersuchung gewonnenen Erfahrungen lässt sich auch sagen, dass der praxisnahe Hintergrund, über den viele Pflegeforschende verfügen, für empirische Schritte in diesem sensiblen Feld wichtig ist. Durch ihre Praxisnähe verfügen Pflegewissenschaftler über einen besonderen Zugang zu Phänomenen, die sich in dieser existentiellen Lebensphase zutragen - eine einzigartige Möglichkeit zur Annäherung an die Wirklichkeit Anderer, die auch mit einer großen Verantwortung verbunden ist.

Anmerkungen:

1. Diese Veröffentlichung ist eine leicht veränderte Fassung eines Beitrags, der in »Ethik der Interpersonalität. Die Zuwendung zum anderen Menschen im Licht empirischer Forschung (i.E.), herausgegeben von Martin W. Schnell, unter dem Titel »Mitverantwortung in existentiellen und krisenhaften Situationen - Erfahrungen Angehöriger in der häuslichen Sterbebegleitung mit palliativen Versorgungsstrukturen« erscheint.
2. Bei den versorgenden Angehörigen handelt es sich in der Regel um nahe stehende Verwandte. Für die Einschätzung des Familienbegriffs ist m.E. die Sichtweise des sterbenden Menschen entscheidend: Familie ist das, was dieser darunter versteht.
3. Vgl. Corbin, J. M./ Strauss, A. L.: Weiterleben lernen - Verlauf und Bewältigung chronischer Krank-

heit. Bern 2004 (2. Aufl.).
4. WHO: Cancer pain relief and palliative care. World Health Organisation - Expert Committee. Genf 1990, 12.
5. Vgl. Pleschberger, S.: Palliative Care: Ein Versorgungskonzept für sterbende Menschen. Veröffentlichungsreihe des Instituts für Pflegewissenschaft. Bielefeld 2001.
6. Vgl. Ewers, M./ Schaeffer, D. (Hg.): Palliativ-pflegerisch tätige Hausbetreuungsdienste in NRW. Ergebnisse der Begleitforschung. Veröffentlichungsreihe des Instituts für Pflegewissenschaft. Bielefeld 2003; Müller-Mundt, G.: Schmerztherapie und Pflege: Anforderungen an Schmerzmanagement und Patientenedukation am Beispiel progredienter Erkrankungen - Ergebnisse einer Literaturanalyse. Veröffentlichungsreihe des Instituts für Pflegewissenschaft. Bielefeld 2001; Pleschberger, S.: Palliative Care: Ein Versorgungskonzept für sterbende Menschen. Veröffentlichungsreihe des Instituts für Pflegewissenschaft. Bielefeld 2001.
7. Vgl. Schaeffer, D.: Der Patient als Nutzer. Bern 2004; Schaeffer, D./ Moers, M.: Bewältigung chronischer Krankheiten - Herausforderungen für die Pflege. In: Rennen - Allhoff, B./ Schaeffer, D. (Hg.): Handbuch Pflegewissenschaft. Weinheim/ München 2003 (2. Aufl.), 447 - 483.
8. Vgl. z.B. Davies, B./ Reimer, J. C./ Martens, N.: Family functioning and its implications for palliative care. In: Journal of Palliative Care 10 1994, 29-36; Kristjanson, L. J.: Indicators of quality of palliative care from a family perspective. In: Journal of Palliative Care 1 1986, 8-17; Reimer, J. C./ Davies, G./ Martens, N.: Palliative care: the nurse's role in helping families through the transition of »fading away«. In: Cancer Nursing 14 1991, 321-327; Weitzner, M. A./ McMillan, S. C./ Jacobsen, P. B.: Family caregiver quality of life: differences between curative and palliative cancer treatment settings. In: Journal of Pain and Symptom Management 17 1999, 418-428; Woods, S./ Beaver, K./ Luker, K.: Users' views of palliative care services: ethical implications. In: Nursing Ethics 7 2000, 314-326.
9. Ministerium für Frauen Jugend Familie und Gesundheit: Hospizbewegung und Sterbebegleitung - Konzepte und Leitsätze. Düsseldorf 2002, 6
10. Vgl. Bickel, H.: Das letzte Lebensjahr: Eine Repräsentativstudie an Verstorbenen. Wohnsituation, Sterbeort und Nutzung von Versorgungsangeboten. In: Z Gerontol Geriatr. 31 1998, 193-204.
11. Vgl. Schmitz-Scherzer in Bickel, H.: Das letzte Lebensjahr: Eine Repräsentativstudie an Verstorbenen. Wohnsituation, Sterbeort und Nutzung von Versorgungsangeboten. In: Z Gerontol Geriatr. 31 1998, 193-204. Die Suche nach hinreichenden Daten, wie viele Menschen zu Hause sterben, blieb ohne zufrieden stellendes Ergebnis. Eine Anfrage beim Statistischen Bundesamt ergab, dass in der Bundesstatistik der Sterbefälle nur Angaben zur Gesamtzahl der Sterbefälle erfasst werden, die nach einigen weiteren Merkmalen wie z. B. Alter, Geschlecht u. a. weiter untergliedert sind. Angaben zum genauen Ort, an dem der Tod eines Menschen eingetreten ist, etwa im Krankenhaus, zu Hause oder an einem Unfallort, werden in dieser Statistik nicht erhoben.
12. Die Angaben hierzu sind uneinheitlich, möglicherweise aufgrund der heterogenen Versorgungslandschaft mit ambulanter Hospiz- und Palliativbetreuung in der Bundesrepublik.
13. Dabei handelt es sich sowohl um ambulante Hospiz- als auch um Palliativdienste.
14. Vgl. Pleschberger, S.: Palliative Care: Ein Versorgungskonzept für sterbende Menschen. Veröffentlichungsreihe des Instituts für Pflegewissenschaft. Bielefeld 2001.
15. WHO: Cancer pain relief and palliative care. World Health Organisation - Expert Committee. Genf 1990, 6.
16. Vgl. Pleschberger, S.: Palliative Care: Ein Versorgungskonzept für sterbende Menschen. Veröffentlichungsreihe des Instituts für Pflegewissenschaft. Bielefeld 2001; Saunders, C.: The evolution of palliative care. In: Journal Of The Royal Society Of Medicine 94 2001, 430-432; WHO: Cancer pain relief and palliative care. World Health Organisation - Expert Committee. Genf 1990.
17. Vgl. Pleschberger, S.: Palliative Care: Ein Versorgungskonzept für sterbende Menschen. Veröffentlichungsreihe des Instituts für Pflegewissenschaft. Bielefeld 2001.
18. Vgl. Aranda, S.: Global perspectives on palliative care. In: Cancer Nursing. 22 1999, 33-39; Saunders, C.: The evolution of palliative care. In: Patient Educ Couns. 41 2000, 7-13.
19. WHO: Cancer pain relief and palliative care. World Health Organisation - Expert Committee. Genf 1990, 11.
20. WHO: Cancer pain relief and palliative care. World Health Organisation - Expert Committee. Genf 1990, 12.
21. Vgl. Woods, S./ Beaver, K./ Luker, K.: Users' views of palliative care services: ethical implica-

tions. In: Nursing Ethics 7 2000, 314-326.
22. WHO: Cancer pain relief and palliative care. World Health Organisation - Expert Committee. Genf 1990, 12.
23. Vgl. Vgl. Pleschberger, S.: Palliative Care: Ein Versorgungskonzept für sterbende Menschen. Veröffentlichungsreihe des Instituts für Pflegewissenschaft. Bielefeld 2001.
24. Vgl. Pleschberger, S./ Heimerl, K./ Wild, M. (Hg.): Palliativpflege - Grundlagen für Praxis und Unterricht. Wien 2002.
25. Brown, P./ Davies, B./ Martens, N.: Families in supportive care-Part II: Palliative care at home: a viable care setting. In: Journal of palliative care 6 1990, 21-27; vgl. Davies, B./ Reimer, J. C./ Martens, N.: Families in supportive care - Part I: The transition of fading away: the nature of the transition. In: Journal of Palliative Care 6 1990, 12-20, vgl. Davies, B./ Reimer, J. C./ Martens, N.: Family functioning and its implications for palliative care. In: Journal of Palliative Care 10 1994, 29-36; vgl. Martens, N./ Davies, B.: The work of patients and spouses in managing advanced cancer at home. In: Kirschling, J. M. (Hg.): Family based palliative care. New York 1990, 55-73.
26. Vgl. Brown, P./ Davies, B./ Martens, N.: Families in supportive care-Part II: Palliative care at home: a viable care setting. In: Journal of palliative care 6 1990, 21-27.
27. Vgl. a.a.O.
28. Vgl. Wakefield, M./ Ashby, M.: Attitudes of surviving relatives to terminal care in South Australia. In: Journal of Pain and Symptom Management 8 1993, 529-538.
29. Vgl. Kristjanson, L. J./ u.a.: Family members' care expectations, care perceptions, and satisfaction with advanced cancer care: results of a multi-site pilot study. In: Journal of Palliative Care 13 1997, 5-13.
30. Vgl. Vgl. Pleschberger, S./ Heimerl, K./ Wild, M. (Hg.): Palliativpflege - Grundlagen für Praxis und Unterricht. Wien 2002.
31. Vgl. Bowers in: Stetz, K. M.: Lebensqualität in Familien mit tumorkranken Angehörigen. In: King, C./ Hinds, P. (Hg.): Lebensqualität - Pflege- und Patientenperspektiven. Bern 2001.
32. Vgl. Stetz, K. M.: Lebensqualität in Familien mit tumorkranken Angehörigen. In: King, C./ Hinds, P. (Hg.): Lebensqualität - Pflege- und Patientenperspektiven. Bern 2001.
33. Vgl. Davies, B./ Reimer, J. C./ Martens, N.: Families in supportive care - Part I: The transition of fading away: the nature of the transition. In: Journal of Palliative Care 6 1990, 12-20; Woods, S./ Beaver, K./ Luker, K.: Users' views of palliative care services: ethical implications. In: Nursing Ethics 7 2000, 314-326.
34. Vgl. Kristjanson, L. J.: Indicators of quality of palliative care from a family perspective. In: Journal of Palliative Care 1 1986, 8-17; Skorupka, P./ Bohnet, N.: Primary caregivers' perceptions of nursing behaviors that best meet their needs in a home care hospice setting. In: Cancer Nursing 5 1982, 371-374.
35. Vgl. Kristjanson, L. J.: Indicators of quality of palliative care from a family perspective. In: Journal of Palliative Care 1 1986, 8-17; Ryan, P. Y.: Perceptions of the most helpful nursing behaviors in a home-care hospice setting: caregivers and nurses. In: American Journal of Hospice and Palliative Care 9 1992, 22-31; Skorupka, P./ Bohnet, N.: Primary caregivers' perceptions of nursing behaviors that best meet their needs in a home care hospice setting. In: Cancer Nursing 5 1982, 371-374.
36. Davies, B./ Reimer, J. C./ Martens, N.: Families in supportive care - Part I: The transition of fading away: the nature of the transition. In: Journal of Palliative Care 6 1990, 14.
37. Woods, S./ Beaver, K./ Luker, K.: Users' views of palliative care services: ethical implications. In: Nursing Ethics 7 2000, 323.
38. Vgl. Davies, B./ Reimer, J. C./ Martens, N.: Families in supportive care - Part I: The transition of fading away: the nature of the transition. In: Journal of Palliative Care 6 1990, 12-20.
39. Davies, B./ Reimer, J. C./ Martens, N.: Families in supportive care - Part I: The transition of fading away: the nature of the transition. In: Journal of Palliative Care 6 1990, 263.
40. Vgl. Davies, B./ Reimer, J. C./ Martens, N.: Families in supportive care - Part I: The transition of fading away: the nature of the transition. In: Journal of Palliative Care 6 1990, 12-20.
41. Vgl. Higginson/ u.a. 1990; Woods, S./ Beaver, K./ Luker, K.: Users' views of palliative care services: ethical implications. In: Nursing Ethics 7 2000, 314-326.
42. Vgl. Woods, S./ Beaver, K./ Luker, K.: Users' views of palliative care services: ethical implications. In: Nursing Ethics 7 2000, 314-326.

43. ebd.: 318
44. Vgl. Higginson, I./ Wade, A./ McCarthy, M.: Palliative care: views of patients and their families. In: British Medical Journal 301 1990, 277-281.
45. Vgl. Higginson, I./ Wade, A./ McCarthy, M.: Palliative care: views of patients and their families. In: British Medical Journal 301 1990, 277-281; Woods, S./ Beaver, K./ Luker, K.: Users' views of palliative care services: ethical implications. In: Nursing Ethics 7 2000, 314-326.
46. Vgl. Woods, S./ Beaver, K./ Luker, K.: Users' views of palliative care services: ethical implications. In: Nursing Ethics 7 2000, 314-326.
47. Vgl. Woods, S./ Beaver, K./ Luker, K.: Users' views of palliative care services: ethical implications. In: Nursing Ethics 7 2000, 314-326.
48. Vgl. Robson, C.: Real World Research. Oxford 2002 (2. Aufl.).
49. An dieser Stelle sei den Teilnehmerinnen und Teilnehmern der Studie sowie den Mitarbeiterinnen und Mitarbeitern der ambulanten Hospiz- und Palliativdienste ausdrücklich für ihre Bereitschaft und Offenheit gedankt, mit der sie dieses Forschungsvorhaben unterstützt und ermöglicht haben.
50. Vgl. Glaser, B./ Strauss, A.: Grounded Theory - Strategien qualitativer Forschung. Bern 1998; Haller, D. (Hg.): Grounded theory in der Pflegeforschung und anderen Anwendungsfeldern - Professionelles Handeln unter der Lupe. Bern 2000.
51. Vgl. Kelle, U./ Kluge, S.: Vom Einzelfall zum Typus - Fallvergleich und Fallkonstruktion in der qualitativen Sozialforschung. Opladen 1999.
52. Der zeitliche Rahmen in der Eingangsfrage richtete sich nach der Krankheitsgeschichte und der Versorgungssituation, die sich aus Vorinformationen der »gatekeeper« ergaben.
53. Polit, D./ Hungler, B.: Nursing Research: principles und methods. Philadelphia 1999 (6. Aufl.), 143.
54. Vgl. hierzu LoBiondo-Wood, G./ Haber, J. (Hg.): Pflegeforschung: Methoden, kritische Einschätzung und Anwendung. Berlin/ Wiesbaden 1996; Polit, D./ Hungler, B.: Nursing Research: principles und methods. Philadelphia 1999 (6. Aufl.).
55. Polit, D./ Hungler, B.: Nursing Research: principles und methods. Philadelphia 1999 (6. Aufl.), 141.
56. Ebd..
57. Woods, S./ Beaver, K./ Luker, K.: Users' views of palliative care services: ethical implications. In: Nursing Ethics 7 2000, 314-326.
58. Vgl. Flick, U.: Qualitative Forschung - Theorie, Methoden, Anwendung in Psychologie und Sozialwissenschaften. Hamburg 1995.
59. Vgl. Glaser, B./ Strauss, A.: Grounded Theory - Strategien qualitativer Forschung. Bern 1998; Haller, D. (Hg.): Grounded theory in der Pflegeforschung und anderen Anwendungsfeldern - Professionelles Handeln unter der Lupe. Bern 2000.
60. Vgl. - Strauss, A.: Grundlagen qualitativer Sozialforschung. München 1994.
61. Vgl. Flick, U.: Qualitative Forschung - Theorie, Methoden, Anwendung in Psychologie und Sozialwissenschaften. Hamburg 1995; Glaser, B./ Strauss, A.: Grounded Theory - Strategien qualitativer Forschung. Bern 1998; - Strauss, A.: Grundlagen qualitativer Sozialforschung. München 1994.
62. Vgl. Polit, D./ Hungler, B.: Nursing Research: principles und methods. Philadelphia 1999 (6. Aufl.); Robson, C.: Real World Research. Oxford 2002 (2. Aufl.).
63. Glaser und Strauss 1998; Haller 2000; Merkens 2000; Strauss 1994
64. Die Namen sind frei erfundene Pseudonyme.
65. Ungenaue Angaben sind darauf zurückzuführen, dass in einigen Interviews demographischen Fragen eher am Rande behandelt wurden bzw. bei Interviewende davon ausgegangen wurde, die Informationen wären bereits im Gesprächsverlauf aufgetaucht, was sich im Nachhinein als nicht zutreffend herausstellte.
66. Transkriptionsregeln: [= Überlappen von Redebeiträgen; (4) = längere Pause, Dauer in Sekunden; (,) = kurzes Absetzen; (...) = kurze Pause; normal = Betonung eines Wortes; (!) = Stimme heben; . = Stimme senken; (?) = Frageintonation; ( ) = unverständlich; (von der) = unklare Transkription; ((lacht)) = Kommentar des Transkribenten.
67. Aufgrund des hohen Datenaufkommens wurden die ersten drei Interviews komplett transkribiert, die verbliebenen drei inventarisiert, auf bedeutsame Episoden untersucht und partiell verschriftlicht. Daher bezeichnen Zeit- und MiniDisc-Angaben die Stellen der Sequenzen bei Frau Heidenreich, Frau

Schmidt und Herrn Heester.
68. Vgl. Corbin, J. M./ Strauss, A. L.: Weiterleben lernen - Verlauf und Bewältigung chronischer Krankheit. Bern 2004 (2. Aufl.).
69. Davies, B./ Reimer, J. C./ Martens, N.: Families in supportive care - Part I: The transition of fading away: the nature of the transition. In: Journal of Palliative Care 6 1990, 14.
70. Vgl. Woods, S./ Beaver, K./ Luker, K.: Users' views of palliative care services: ethical implications. In: Nursing Ethics 7 2000, 314-326.
71. Ewers, M.: Häusliche Palliativpflege und -versorgung: Empfehlungen. In: Ewers, M./ Schaeffer, D. (Hg.): Palliativ-pflegerisch tätige Hausbetreuungsdienste in NRW. Ergebnisse der Begleitforschung. Veröffentlichungsreihe des Instituts für Pflegewissenschaft. Bielefeld 2003, 167.
72. Plandor, B.: Anleiten und Einbeziehen von Angehörigen in die Pflege (Fallbeispiel). In: Pleschberger, S./ Heimerl, K./ Wild, M. (Hg.): Palliativpflege - Grundlagen für Praxis und Unterricht. Wien 2002, 272.
73. Ewers, M.: Häusliche Palliativpflege und -versorgung: Empfehlungen. In: Ewers, M./ Schaeffer, D. (Hg.): Palliativ-pflegerisch tätige Hausbetreuungsdienste in NRW. Ergebnisse der Begleitforschung. Veröffentlichungsreihe des Instituts für Pflegewissenschaft. Bielefeld 2003, 155.
74. Vgl. Glaser, B./ Strauss, A.: Interaktion mit Sterbenden - Beobachtungen für Ärzte, Schwestern, Seelsorger und Angehörige. Göttingen 1965.
75. Vgl. Schaeffer, D./ Günnewig, J./ Ewers, M.: Versorgung in der letzten Lebensphase. Analyse einzelner Fallverläufe. Veröffentlichungsreihe des Instituts für Pflegewissenschaft, Bielefeld 2003.
76. Aldridge, D.: Families, cancer und dying. In: Familiy Practice 4 1987, 214.
77. Vgl. Ewers, M.: Häusliche Palliativpflege und -versorgung: Empfehlungen. In: Ewers, M./ Schaeffer, D. (Hg.): Palliativ-pflegerisch tätige Hausbetreuungsdienste in NRW. Ergebnisse der Begleitforschung. Veröffentlichungsreihe des Instituts für Pflegewissenschaft. Bielefeld 2003.
78. Schaeffer, D./ Moers, M.: Bewältigung chronischer Krankheiten - Herausforderungen für die Pflege. In: Rennen - Allhoff, B./ Schaeffer, D. (Hg.): Handbuch Pflegewissenschaft. Weinheim/ München 2003 (2. Aufl.), 448.
79. A.a.O. 447.
80. Polit, D./ Hungler, B.: Nursing Research: principles und methods. Philadelphia 1999 (6. Aufl.), 143.
81. Robson, C.: Real World Research. Oxford 2002 (2. Aufl.), 175.
82. Ministerium für Frauen Jugend Familie und Gesundheit: Hospizbewegung und Sterbebegleitung - Konzepte und Leitsätze. Düsseldorf 2002, 6.
83. Vgl. Aldridge, D.: Families, cancer und dying. In: Familiy Practice 4 1987, 212-218.

Literatur:
- Aldridge, D.: Families, cancer und dying. In: Familiy Practice 4 1987, 212-218.
- Aranda, S.: Global perspectives on palliative care. In: Cancer Nursing. 22 1999, 33-39.
- Bickel, H.: Das letzte Lebensjahr: Eine Repräsentativstudie an Verstorbenen. Wohnsituation, Sterbeort und Nutzung von Versorgungsangeboten. In: Z Gerontol Geriatr. 31 1998, 193-204.
- Brown, P./ Davies, B./ Martens, N.: Families in supportive care-Part II: Palliative care at home: a viable care setting. In: Journal of palliative care 6 1990, 21-27.
- Corbin, J. M./ Strauss, A. L.: Weiterleben lernen - Verlauf und Bewältigung chronischer Krankheit. Bern 2004 (2. Aufl.).
- Davies, B./ u.a.: Challenges of conducting research in palliative care. In: Omega 31 1995, 263-273.
- Davies, B./ Reimer, J. C./ Martens, N.: Families in supportive care - Part I: The transition of fading away: the nature of the transition. In: Journal of Palliative Care 6 1990, 12-20.
- Davies, B./ Reimer, J. C./ Martens, N.: Family functioning and its implications for palliative care. In: Journal of Palliative Care 10 1994, 29-36.
- Ewers, M.: Häusliche Palliativpflege und -versorgung: Empfehlungen. In: Ewers, M./ Schaeffer, D. (Hg.): Palliativ-pflegerisch tätige Hausbetreuungsdienste in NRW. Ergebnisse der Begleitforschung.

Veröffentlichungsreihe des Instituts für Pflegewissenschaft. Bielefeld 2003.
- Ewers, M./ Schaeffer, D. (Hg.): Palliativ-pflegerisch tätige Hausbetreuungsdienste in NRW. Ergebnisse der Begleitforschung. Veröffentlichungsreihe des Instituts für Pflegewissenschaft. Bielefeld 2003.
- Flick, U.: Qualitative Forschung - Theorie, Methoden, Anwendung in Psychologie und Sozialwissenschaften. Hamburg 1995.
- Glaser, B./ Strauss, A.: Interaktion mit Sterbenden - Beobachtungen für Ärzte, Schwestern, Seelsorger und Angehörige. Göttingen 1965.
- Glaser, B./ Strauss, A.: Grounded Theory - Strategien qualitativer Forschung. Bern 1998.
- Haller, D. (Hg.): Grounded theory in der Pflegeforschung und anderen Anwendungsfeldern - Professionelles Handeln unter der Lupe. Bern 2000.
- Higginson, I./ Wade, A./ McCarthy, M.: Palliative care: views of patients and their families. In: British Medical Journal 301 1990, 277-281.
- Kelle, U./ Kluge, S.: Vom Einzelfall zum Typus - Fallvergleich und Fallkonstruktion in der qualitativen Sozialforschung. Opladen 1999.
- Kristjanson, L. J.: Indicators of quality of palliative care from a family perspective. In: Journal of Palliative Care 1 1986, 8-17.
- Kristjanson, L. J./ u.a.: Family members' care expectations, care perceptions, and satisfaction with advanced cancer care: results of a multi-site pilot study. In: Journal of Palliative Care 13 1997, 5-13.
- LoBiondo-Wood, G./ Haber, J. (Hg.): Pflegeforschung: Methoden, kritische Einschätzung und Anwendung. Berlin/ Wiesbaden 1996.
- Martens, N./ Davies, B.: The work of patients and spouses in managing advanced cancer at home. In: Kirschling, J. M. (Hg.): Family based palliative care. New York 1990, 55-73.
- Merkens, H.: Auswahlverfahren, Sampling, Fallkonstruktion. In: Flick, U./ von Kardoff, E./ Steinke, I. (Hg.): Qualitative Forschung - ein Handbuch. Hamburg 2000, 286-299.
- Ministerium für Frauen Jugend Familie und Gesundheit: Hospizbewegung und Sterbebegleitung - Konzepte und Leitsätze. Düsseldorf 2002.
- Müller-Mundt, G.: Schmerztherapie und Pflege: Anforderungen an Schmerzmanagement und Patientenedukation am Beispiel progredienter Erkrankungen - Ergebnisse einer Literaturanalyse. Veröffentlichungsreihe des Instituts für Pflegewissenschaft. Bielefeld 2001.
- Plandor, B.: Anleiten und Einbeziehen von Angehörigen in die Pflege (Fallbeispiel). In: Pleschberger, S./ Heimerl, K./ Wild, M. (Hg.): Palliativpflege - Grundlagen für Praxis und Unterricht. Wien 2002, 272-278.
- Pleschberger, S.: Palliative Care: Ein Versorgungskonzept für sterbende Menschen. Veröffentlichungsreihe des Instituts für Pflegewissenschaft. Bielefeld 2001.
- Pleschberger, S./ Heimerl, K./ Wild, M. (Hg.): Palliativpflege - Grundlagen für Praxis und Unterricht. Wien 2002.
- Polit, D./ Hungler, B.: Nursing Research: principles und methods. Philadelphia 1999 (6. Aufl.).
- Reimer, J. C./ Davies, G./ Martens, N.: Palliative care: the nurse's role in helping families through the transition of »fading away«. In: Cancer Nursing 14 1991, 321-327.
- Robson, C.: Real World Research. Oxford 2002 (2. Aufl.).
- Ryan, P. Y.: Perceptions of the most helpful nursing behaviors in a home-care hospice setting: caregivers and nurses. In: American Journal of Hospice and Palliative Care 9 1992, 22-31.
- Saunders, C.: The evolution of palliative care. In: Patient Educ Couns. 41 2000, 7-13.
- Saunders, C.: The evolution of palliative care. In: Journal Of The Royal Society Of Medicine 94 2001, 430-432.
- Schaeffer, D.: Der Patient als Nutzer. Bern 2004.
- Schaeffer, D./ Günnewig, J./ Ewers, M.: Versorgung in der letzten Lebensphase. Analyse einzelner Fallverläufe. Veröffentlichungsreihe des Instituts für Pflegewissenschaft, Bielefeld 2003.
- Schaeffer, D./ Moers, M.: Bewältigung chronischer Krankheiten - Herausforderungen für die Pflege. In: Rennen - Allhoff, B./ Schaeffer, D. (Hg.): Handbuch Pflegewissenschaft. Weinheim/ München 2003 (2. Aufl.), 447 - 483.
- Skorupka, P./ Bohnet, N.: Primary caregivers' perceptions of nursing behaviors that best meet their needs in a home care hospice setting. In: Cancer Nursing 5 1982, 371-374.
- Stetz, K. M.: Lebensqualität in Familien mit tumorkranken Angehörigen. In: King, C./ Hinds, P.

(Hg.): Lebensqualität - Pflege- und Patientenperspektiven. Bern 2001.
- Strauss, A.: Grundlagen qualitativer Sozialforschung. München 1994.
- Wakefield, M./ Ashby, M.: Attitudes of surviving relatives to terminal care in South Australia. In: Journal of Pain and Symptom Management 8 1993, 529-538.
- Weitzner, M. A./ McMillan, S. C./ Jacobsen, P. B.: Family caregiver quality of life: differences between curative and palliative cancer treatment settings. In: Journal of Pain and Symptom Management 17 1999, 418-428.
- WHO: Cancer pain relief and palliative care. World Health Organisation - Expert Committee. Genf 1990.
- Woods, S./ Beaver, K./ Luker, K.: Users' views of palliative care services: ethical implications. In: Nursing Ethics 7 2000, 314-326.

Hospizlich-palliative Betreuung zu Hause durch Palliative Care [1]

Von Gabriele Schmidt

Ich bin seit 35 Jahren Krankenschwester und arbeite seit 15 Jahren mit schwerstkranken und sterbenden Menschen, die letzten 8 Jahre davon im Evangelischen Hospital für palliative Medizin in Frankfurt am Main.

Im Jahre 2003 hatten wir 384 Aufnahmen, 262 Sterbefälle und 122 Entlassungen, das entspricht etwa 32 % der Aufnahmen. Bei der Entlassung unserer Patienten, ob nach Hause oder auch ins Pflegeheim, stehen wir im Hospital häufig vor Problemen und zwar bei Patienten mit Port, mit Schmerzpumpen und mit großem Wundbereich. Denn in der Betreuung im Pflegeheim oder auch zu Hause gibt es nur wenig hospizlich-palliativ geschultes Personal. Auch die Hausärzte sind nicht alle wissend und fähig, den Weg der Palliative Care gemeinsam mit Patienten und Angehörigen zu gehen.

Im Juni vergangenen Jahres hat unser Hospital ein Projekt für einen ambulanten palliativen Beratungsdienst gestartet, kurz APD genannt. Ziel ist die Versorgungskontinuität und das Vermeiden einer stationären Wiederaufnahme, wenn immer möglich. Der APD in Frankfurt besteht zurzeit noch nur aus meiner Person, der Konsiliarärztin und den Ärzten des Hospitals, mit denen ich aufgetretene Probleme besprechen kann. Der Hintergrunddienst wird auch telefonisch von den Pflegekräften des Hospitals mitgetragen. Das Angebot besteht in erster Linie für Patienten, die aus unserem Hospital entlassen werden. Diese Einschränkung ist besteht darin, dass aufgrund begrenzter finanzieller Mittel in der Projektphase lediglich eine 50-%-Stelle geschaffen werden konnte.

Meine **Aufgaben** sind zum einen die **Organisation der häuslichen Versorgung,** zum anderen **die Beratung,** und zwar entweder persönlich durch den Hausbesuch und/ oder telefonisch.

Zunächst zur Organisation der häuslichen Versorgung, wobei ich mit folgenden Berufsgruppen und Versorgungseinrichtungen kooperiere:

1. Mit den **Mitarbeitern des Hospitals,** das heißt dem Interdisziplinären Team einschließlich der Konsiliarärztin, die die Patienten und Angehörigen vorab stationär betreuen, kläre ich die Entlassung in den häuslichen Bereich.

2. Mit der **Sozialarbeiterin des Hospitals,** die dafür sorgt, dass bei Entlassung der Patienten die sofortige weitere pflegerische Betreuung durch einen ambulanten Pflegedienst gewährleistet ist, bespreche ich die spezifisch vom ambulanten Pflegedienst sicherzustellenden Maßnahmen, wie z.B. die Anwendung einer s.c. Schmerzpumpe, etc..

3. Im Kontakt mit dem **jeweiligen Hausarzt** sorge ich dafür, dass er vom Hospital alle erforderlichen Mitteilungen erhält. Auf Wunsch bekommt er Empfehlungen und weitere Informationen über die Medikation und über unsere Erfahrungen mit unterschiedlichen Applikationsformen.

4. Mit den **Apotheken** ist die Lieferung des medizinischen Sachbedarfs und evtl. die Medikamentenmischung der Schmerzpumpen abzustimmen.

5. Mit dem **Seelsorger des Hospitals** und der ambulanten Hospizgruppe im Institut für Sozialarbeit sind weitere Maßnahmen und die zusätzliche Betreuung der Patienten durch ehrenamtliche Mitarbeiter abzusprechen.

Meine Hauptaufgabe ist die **Beratung** von Patienten und Angehörigen, die auf folgende Punkte zielt:

1. Krisensituationen im Vorfeld abzufangen und damit eine Wiederaufnahme in die stationäre Versorgung möglichst zu vermeiden.
2. Angehörigen und Patienten Hilfestellung bei der Bewältigung der häuslichen Versorgung zu geben sowie
3. eine Begleitung in der Krankheitsverarbeitung zu ermöglichen.

Die Beratung umfasst inhaltlich

1. Die Schmerzkontrolle und -erfassung.
2. Die Symptomkontrolle und -einschätzung, z.B. Atemnot, Übelkeit, Angst.
3. Informationen zu einzelnen Pflegemaßnahmen, z.B. Lagerungstechnik und Wundversorgung.
4. Informationen zum Sterbeprozess, z.B. körperliche und psychische Veränderungen.
5. Aspekte von Trauer, Tod und Sterben und die damit verbundenen Ängste bei Patienten und Angehörigen.
6. Einsatzmöglichkeiten von Ehrenamtlichen.
7. Das Erkennen von Überforderungen; damit meine ich die Selbstpflege von Pflegenden.

Ich habe in der einjährigen Aufbauphase 77 Patienten betreut. Einen dieser Patienten möchte ich hier näher vorstellen:

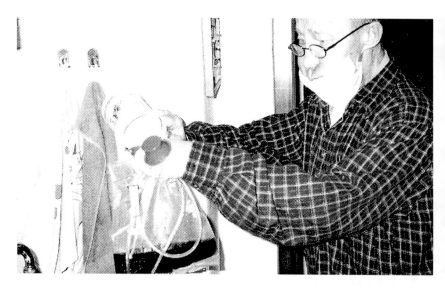

Sicherlich haben Sie schon einmal in der Mittagspause nach einem guten Essen einen Kaffee zu sich genommen. Herr S., der hier zu Hause in der Küche seinen Kaffee vorbereitet, mag das auch. Hierbei betrachtet ihn seine Ehefrau liebevoll. Ich bedanke mich ganz herzlich bei ihm und seiner Frau, dass ich die Erlaubnis bekommen habe, dieses Bild (und auch die nächsten beiden Bilder) und seine Krankengeschichte hier weitergeben zu dürfen.

Herr S. ist 59 Jahre alt, Diagnose Mundboden-CA mit exulcerierendem, übel riechendem Wundbereich. Herr S. ist Trachealkanülenträger, Essen und Trinken führt er sich über eine PEG-Sonde zu. Er kommuniziert schriftlich und äußert so klar und deutlich seine Bedürfnisse.

Im Hospital wurde er schmerztherapeutisch mit MST-Granulat und bei Schmerzspitzen mit 2-%iger Morphinlösung eingestellt. Verbandswechsel erfolgte täglich mehrmals, zeitweise verbunden mit starker Tumorblutung. Wegen Verschleimung war häufiges Absaugen aus dem Trachealbereich nötig.

Wie bei jedem Patienten mussten wir uns auch im Falle von Herrn S. recht bald Gedanken über seine Entlassung machen. Als Entlassungsziel wurde im IT zum einen das Pflegeheim besprochen - mit der Frage: ist er dafür noch zu jung? -, zum anderen das Hospiz - mit der Frage: wie lange hat er denn noch zu leben?

Aber wo will Herr S. hin? **Herr S. will nach Hause!** Seine Frau will ihm diesen Wunsch erfüllen, doch sie hat Angst, denn fast täglich ändert sich der Wundbereich im Gesicht ihres Mannes.

Und so sieht Herr S. ohne den schützenden Wundverband aus:

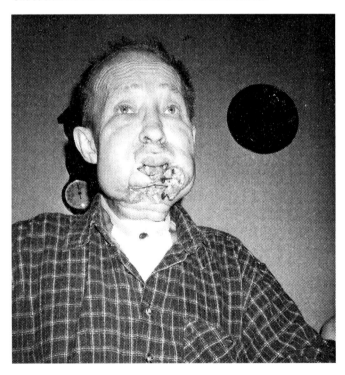

Dass ein solches Wundbild nicht nur bei den Angehörigen Ängste und Aufregung und vielleicht auch Ekel hervorruft, ist sicherlich verständlich. Das stellt auch sog. Professionelle vor Probleme. Bei meinem ersten Besuch war Herr S. bereits eine Woche zu Hause. Obwohl die Eheleute im dritten Stock wohnen, hatte Herr S. einige Spaziergänge mit seinem Hund unternehmen können. Zum Glück hat Herr S. einen Hausarzt mit Engagement und palliativmedizinischer Kompetenz. Er macht Hausbesuche und ist für seine Patienten auch am Wochenende erreichbar. Aber ich habe auch erlebt, dass ein Hausarzt die Betreuung eines Tumorpatienten aus Budgetgründen ablehnte und ein anderer wies einen Hausbesuch mit der Begründung zurück: »Da kann ich doch sowieso nichts mehr machen.«

Bei einem gemeinsamen Termin mit dem Hausarzt von Herrn S. haben wir die Schmerzsymptomatik besprochen. Da Herr S. auf meine Empfehlung ein Schmerztagebuch führte, war es möglich, auf Schmerzspitzen zu reagieren und die Medikamente bei Bedarf zu modifizieren. Wenn ich Symptomveränderungen feststellte, wenn zum Beispiel schleimlösende oder geruchshemmende Medikamente nötig waren, habe ich den Hausarzt angerufen. Unsere Zusammenarbeit ist geprägt von gegenseitigem Austausch und Lernen.

Neben dieser positiven Erfahrung gab es aber auch eine Reihe von **Problemen:**

Als ein erstes Problem erwies sich der ambulante Pflegedienst, der seine Zeiten nicht nach den Bedürfnissen von Herrn S. ausrichten konnte. Sie kommen erst am späten Vormittag. Da hat Frau S. den Verband und auch die Kanüle bereits gewechselt. Unangenehm für Herrn S. war auch der ständige Wechsel der Pflegekräfte. Sicher ist es schwierig, wenn dieser intime Bereich von ständig wechselnden Personen berührt und versorgt wird. Aus diesem Grunde hatte Frau S. den ambulanten Pflegedienst vorübergehend abbestellt. Diese Entscheidung konnte sie aber nicht mittragen und vereinbarte in Absprache mit den Eheleuten, dass der Pflegedienst wenigstens einmal pro Woche kommt, um die Wundverhältnisse zu beobachten und die PEG-Sonde fachgerecht zu verbinden.

Das nächste Problem war die Wunde. Der Wundbereich veränderte sich von Woche zu Woche. Gemeinsam mit Herrn und Frau S. probierten wir Techniken aus, die den Verband nicht so monströs aussehen ließen. Herr S. wollte trotz allem menschlich aussehen, die wenigen verbliebenen Freunde empfangen und seine Zeitung einkaufen. Das größte Problem zu Hause war die Überlastung von Frau S. Obwohl sie in den Gesprächen mit mir ihren Ängsten und ihren Nöten Raum geben konnte, wir gemeinsam über Entlastungsmöglichkeiten nachgedacht haben, z.B. in Person der zwischenzeitlich eingesetzten ehrenamtlichen Hospizhelferin, fühlte sie sich zunehmend überfordert.

Zweimal musste Herr S. im Hospital wieder aufgenommen werden. Die Gründe hierfür waren:

1. Schmerzen, die eine Medikamentenumstellung notwendig machten, und
2. eine soziale Indikation wegen Überlastung der Ehefrau.

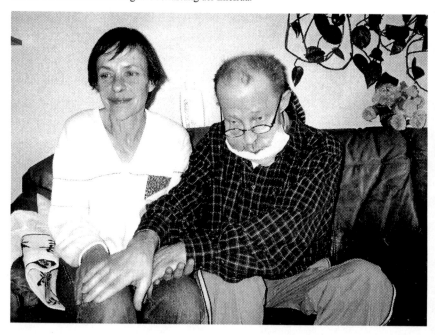

Dieses Bild bestätigt auch der Abschlussbericht des Statistik-Projektes der BAG Hospiz (2). Hier ist die Feststellung interessant, wie häufig Schmerzen als Problem zwar genannt werden, diese jedoch deutlich weniger häufig zu einer stationären Einweisung führen. Schmerzen werden als häufig, aber offenbar überwiegend beherrschbar angesehen. An erster Stelle für die stationäre Einweisung gaben die im Statistik-Projekt Befragten die Überforderung der Angehörigen an.

Dieses Ergebnis kann ich aus meiner praktischen Arbeit bestätigen. Hier begegnen mir permanent überforderte Angehörige, deren größte Angst die Notfallsituationen sind. Sie alle wissen selbst, dass Notfälle, wie Schmerzen, Atemnot, Blutung, Unruhe, häufig am Abend, in der Nacht oder am Wochenende eintreten. Warum sind sie von Angehörigen und auch von Pflegekräften so gefürchtet? Weil es hier eine so genannte Handlungsschere gibt - d.h. auf der einen Seite nichts tun zu können und auf der anderen Seite den Notarzt mit invasiven Maßnahmen zu rufen. Die Notfallsituation ist im Hospital ganz klar durch zeitnahes und vorausschauendes Handeln der Pflegekraft, durch den vorhandenen Bedarfsplan und den Dienst habenden Arzt zwar definiert, aber im ambulanten Bereich unentwickelt Das hat folgende Gründe:

1. Fehlende Erreichbarkeit des Hausarztes
2. Fehlende Bedarfsmedikation
3. Falsche Applikationsform im Notfall

Trotz aller Angst, trotz der Überlastung, heißt »Lebensqualität« für Familie S., zu Hause zu sein, zu Hause zu leben und, wenn möglich, zu Hause zu sterben. Hierzu wird ein helfendes Netz benötigt, in dem der Ambulante Palliativ-Dienst ein wichtiges Element darstellt.

Das nächste Fallbeispiel handelt von einem Patienten, der nicht zuvor im Hospital betreut wurde und dessen Ehefrau durch ihren Hausarzt über den APD informiert wurde. Sie wünschte ein Beratungsgespräch, weil sie sich unsicher und hilflos fühlt. Häufig ist zu erleben, dass Angehörige Angst haben, etwas falsch zu machen.

Herr N. ist 63 Jahre alt, hat ein metastasierendes Bronchial-Karzinom und ist schmerztherapeutisch mit Durogesic-Pflaster eingestellt. Seit zwei Wochen ist er aus einer Klinik in Frankfurt als »austherapiert« entlassen worden. Der Pflegedienst kommt morgens zur Grundpflege, die übrige Versorgung übernimmt die Ehefrau. Bei meinem Hausbesuch liegt Herr N. in verkrampfter Körperhaltung im Bett. Frau N. erzählt, dass ihr Mann kaum spricht und viel schläft. Bei Ansprache und Berührung öffnet Herr N. die Augen und sucht mit den Händen Körperkontakt. Ich frage ihn nach Schmerzen, die er mit Händedruck verneint. Das nehme ich mit Erleichterung auf, denn es gibt keine Medikamente, mit denen ich ihm helfen könnte.

Was kann ich tun? Es ist Mittwochnachmittag und der Hausarzt nicht erreichbar. Den Notarzt anrufen? Das wird ausdrücklich verneint. Herr N. wirkt unruhig und angespannt. Seine Atmung ist leicht brodelnd. Um die Atmung zu erleichtern, schlage ich eine Seitenlage vor. Jetzt kann der blockierende Schleim leichter ablaufen und Herr N. wirkt entspannter. Mein Gefühl und meine Erfahrung sagen mir, dass Herr N. sich bereits in seinem Sterbeprozess befindet. In einer solchen Situation ist für mich selbstverständlich, das Sterben und den Tod beim Namen zu nennen. Über den Körperkontakt weiß ich, dass Herr N. mich hört. Ich vertraue seinem Weg, denn Sterbende wissen mehr als ich.

Auch für die Ehefrau sind meine Erklärungen über die körperlichen Veränderungen wichtig, damit sie begreifen kann, was geschieht. Liebevoll übernimmt sie die Mundpflege und spricht zu ihrem Mann über gemeinsame Erinnerungen. Inzwischen ist das brodelnde Atemgeräusch für die Ehefrau und auch für mich kaum auszuhalten. Aushalten - halten, bis das Leben aus ist. Ich weiß sehr wohl, was ich tue, wenn ich nichts tue. Ich weiß, wie komplex das ist, was ich tue. Ich beobachte und treffe Entscheidungen. Die Entscheidung, nichts zu tun, kann nach meiner Einschätzung für den Sterbenden manchmal hilfreicher sein als jede Aktivität. Es erfordert viel pflegerische Erfahrung und kontinuierliche Beobachtung des Sterbenden, um sich für das Nichtstun zu entscheiden.

Herr N. stirbt. Zwei Stunden nach unserem ersten Blickkontakt ist er tot. Eine intensive Begegnung, die ich als Geschenk betrachte. Ich habe mir hinterher viele Gedanken gemacht. Was wäre gewesen, wenn ich den Notarzt gerufen hätte? Doch Sterben ist kein Notfall und ich bin der Meinung, dass unnötige Maßnahmen, wenn es um das Lebensende eines Menschen geht, vom Wesentlichen ablenken. Sowohl Patienten als auch Angehörige brauchen eine Atmosphäre, in der Fragen, Verzweiflung, Angst und Trauer zugelassen sind.

Sie brauchen Hilfe: und zwar engmaschige fachkompetente Betreuung, um die besonders in der Terminalphase häufigen Symptomwechsel abzufangen, um die Angehörigen zu befähigen, für einen Schwerstkranken zuständig zu sein und sich gleichzeitig mit dem nahenden Verlust eines lieben Menschen auseinanderzusetzen. Das ist Palliative Care.

Anmerkungen:

1) Vortrag gehalten am 26.6.2004 im Rahmen des 69. Fortbildungskongresses »Palliativmedizin, Palliative Care und ambulante Hospizversorgung für Ärztinnen und Ärzte in Klinik und Praxis sowie Hilfsberufe« in Bad Nauheim.
2) Vgl. Schindler, T.: BAG-Statistik 2002. In: Bundesarbeitsgemeinschaft Hospiz e.V. (Hg.): Hospiz schafft Wissen = Schriftenreihe der Bundesarbeitsgemeinschaft Hospiz e.V., Band VI. Wuppertal 2004, 50-68.

Erfolgsfaktoren der Hospizarbeit. Vorrang ambulanter und teilstationärer Betreuung

Von Prof. Dr. Rochus Allert

Vorrang ambulanter Begleitung

Eines der obersten Hospizziele ist es, Schwerstkranken und Sterbenden möglichst bis zuletzt ein Verbleiben in der eigenen Wohnung zu ermöglichen. Der stationäre Bereich zur Betreuung sollte als Rückhalt und Ergänzung zur Verfügung stehen für alle die Fälle, in denen eine vollständig ambulante Betreuung, zum Beispiel aus Gründen des Versorgungsumfanges oder der Sicherstellung der Schmerztherapie, nicht gelingt oder auch von den betreuten Personen nicht gewollt ist.

Insofern ist zu fragen, inwieweit heute dieses Ziel erreicht wird und inwieweit sich Erfolgsfaktoren identifizieren lassen, die das Erreichen dieses Zieles fördern oder inwieweit Einflussfaktoren sogar die Zielerreichung eher erschweren. Dies zu ermitteln, war Teil einer Studie, welche die gegenwärtige Hospizgesamtkonzeptionen einer Evaluation unterzog. [1] Durchgeführt wurde für diese Studie, schwerpunktmäßig in NRW als Vollerhebung bei Hospizen, die mit einer umfassenden Konzeption ihre Dienste schon mehr als 5 Jahre anbieten.

Für die ambulante Begleitung wurde ermittelt, dass die Betreuung im wesentlichen zwischen 30 und 60 Tagen lag. Das Durchschnittsalter der betreuten Personen betrug knapp 70 Jahre. Nahezu alle litten an einer Krebserkrankung. Die Relation der ambulant zu den stationär betreuten Personen lag durchschnittlich bei 1 zu 1,5. Das heißt, faktisch werden von einem Hospiz mehr Personen stationär als ambulant begleitet, obwohl von der Zielsetzung her wenigstens gegenteilige Relationen wünschenswert gewesen wären.

Angesichts dieser Relationen muss gefragt werden, anhand welcher Faktoren das Ziel der vorrangig ambulanten Versorgung besser oder weniger gut erreicht werden kann. Aufgrund des Expertenwissens der Hospizleitungen lässt sich hierzu festhalten:

Erfolgsfaktor: Schmerzfreiheit bzw. -reduktion und Symptomkontrolle

Empirisch kann bestätigt werden, dass der erste Erfolgsfaktor, um ein Verbleiben in der eigenen Wohnung zu ermöglichen, eine qualifizierte Schmerztherapie und Symptomkontrolle ist. Diese stellt die Voraussetzung für das Erreichen vieler anderer Hospizziele dar. Qualifizierte Schmerztherapie setzt jedoch einen Hausarzt mit entsprechenden Kenntnissen auf dem Gebiet der Palliativmedizin und zeitnahe Erreichbarkeit rund um die Uhr voraus, ggf. ergänzt durch einen festen Kooperationsarzt des

Hospizes sowie die kurzfristige Erreichbarkeit eines Pflegedienstes mit Palliative-Care-Kompetenz. Weitere Rahmenbedingungen zur Struktur der ärztlichen Betreuung dürften im ambulanten Bereich analog zu der im stationären Hospiz zu sehen sein, da die ärztliche Versorgung hier ebenfalls dem ambulanten Sektor zuzordnen ist. [2]

Erfolgsfaktor: Selbstbestimmung, Selbständigkeit und Mobilität

An zweiter Stelle wird, wieder nicht überraschend, von den Hospizleitungen genannt, dass für ein Verbleiben in der eigenen Wohnung Selbstbestimmung, Selbständigkeit und Mobilität eine elementare Voraussetzung bilden. Dies kann vor allem wieder erreicht werden durch eine qualifizierte Schmerztherapie, der die erwähnte Schlüsselfunktion auch für viele andere Hospizziele zukommt.

Weitere Erfolgsfaktoren

Ein Verbleiben in der eigenen Wohnung hängt weiterhin von der Angehörigensituation ab. Angehörige sollten in psychischer Hinsicht »loslassen« können und umgekehrt schwerstkranke Personen sterben »dürfen«. Es müssen Angehörige da sein, die die Betreuung übernehmen und die im Bedarfsfall selbst, z.B. durch das Hospiz, hinreichend Unterstützung erfahren. Und Schwerstkranke dürfen sich nicht als zu große Belastung für ihre Angehörigen fühlen. Die ambulante Betreuung kann weiterhin besser gelingen, wenn als Rückhalt mit sofortiger Aufnahmemöglichkeit ein stationäres Hospiz oder andere spezifisch qualifizierte Versorgungseinrichtungen wie etwa eine Palliativeinheit im Krankenhaus zur Verfügung stehen. Gewünscht wird vielfach auch die 24-Stunden-Präsenz einer Pflegekraft, wobei offenbleiben muss, inwieweit dies über längere Zeiträume realistisch ist. Weniger von Bedeutung ist dagegen, dass jederzeit Besucher kommen können ohne eine Belastung darzustellen.

Fazit:

Insgesamt kann die Auusage gemcht werden, dass die ambulante Hospizbegleitung bereits in einem hohen Maße geleistet wird und gelingt. Gleichzeitig dürften hier jedoch noch deutliche Verbesserungmöglichkeiten und entsprechender Handlungsbedarf gegeben sein, um das Schwergewicht der Hospizarbeit in Einklang mit der Gesamtzielsetzung stärker auf die ambulante Betreuung zu setzen. Einige der Erfolgsfaktoren für das Gelingen der vorrangig ambulanten Begleitung konnten aufgelistet werden. Offenkundig muss insbesondere immer noch an der Verbesserung der Schmerztherapie als einem Schlüsselfaktor weiter gearbeitet werden.

Außerdem wäre kritisch zu überprüfen, ob möglicherweise auch das finanzielle Anreizsystem zu dieser noch nicht ganz zielkonformen Betreuungsrelation führt. Es war zwar nicht leistbar, eine Vollerhebung der Finanzdaten zu erreichen. Aber die Vermutung ist nicht von der Hand zu weisen, dass die finanziellen Defizite bei der ambulanten Betreuung prozentual höher ausfallen als bei der stationären. Und das finanzielle Anreizsystem bleibt erfahrungsgemäß nicht ohne Auswirkungen für die Versorgungspraxis. Verbessert werden müsste dementsprechend deutlich stärker die Finanzierung der ambulanten Hospizversorgung.

Kritische Fragen sind sicher auch an die Hospize selbst zu stellen, ob und inwieweit der stationären Betreuung anstelle der ambulanten intern nicht mehr Gewicht beigemessen wird. Möglicherweise hat das Erreichen eines möglichst hohen stationären Belegungsgrades Priorität, was natürlich auch verständlich ist angesichts der Notwendigkeit bei einem hohen Fixkostenblock zusätzliche Erlöse zu erzielen.

Vorrang teilstationärer Betreuung

Die prinzipielle Versorgungsrangfolge im Gesundheitswesen sieht vor, ambulante Betreuung vor teilstationärer und teilstationäre vor vollstationärer. Insofern ist zu prüfen, inwieweit bei Nichtgelingen der ambulanten zumindest noch eine teilstationäre Betreuung anstelle der vollstationären Hospizbetreuung möglich ist. Von der Idee her war ursprünglich gedacht, ein Tageshospiz zwischen ambulanter und stationärer Betreuung zu nutzen, zum Beispiel für den Bereich Hygiene durch die Existenz von Hubbadewannen oder auch um Ablenkung zu schaffen durch Zusammenkunft mit gleichermaßen Betroffenen oder um die Schmerztherapie neu einzustellen usw.

Heute muss diesbezüglich ganz ernüchternd festgestellt werden, dass die Idee zwar in sich immer noch stimmig sein mag, eine Einrichtung zwischen der ambulanten und der vollstationären Versorgung zu installieren. Die praktischen Ergebnisse zeigen jedoch deutlich, dass ein Tageshospiz trotz vielfältigster Bemühungen der Träger nur in sehr geringem Umfang in Anspruch genommen wird. Offenkundig waren ursprünglich zumindest die Bedarfsrelationen nicht adäquat eingeschätzt worden. So bietet die überwiegende Mehrheit der Hospize, hier 10 der 13 untersuchten Hospize, erst gar kein Tageshospiz an und diese Leistung wird auch nicht vermisst. Und die Hospize, die über ein Tageshospiz verfügen, haben mehrheitlich Schwierigkeiten, es zu betreiben, d.h. Patienten zur Aufnahme zu finden.

Hinweise zum Bedarf an teilstationären Angeboten können möglicherweise dem sonstigen Pflegebereich entnommen werden. In der allgemeinen Altenpflege sehen die Relationen von vollstationären Plätzen zu teilstationären innerhalb der Pflegeversicherung, jeweils gerundet, folgendermaßen aus [3]: 98 % vollstationäre Plätze, 2 % Tagespflegeplätze, 0,1 % Nachtpflegeplätze. Dies kann darauf hinweisen, dass zwar Bedarf auch an teilstationärer Hospizpflege besteht, dieser quantitativ jedoch relativ gering ausfällt.

Aufbau und Vorhaltung eines teilstationären Angebotes kann dementsprechend den Hospizen heute eher nicht empfohlen werden.

Anmerkungen:

1. Näheres hierzu kann u.a. dem Artikel »Erfolgsfaktoren der stationären Hospizarbeit« entnommen werden - vgl. Bundesarbeitsgemeinschaft Hospiz e.V. (Hg.): Stationäre Hospizarbeit. Grundlagentexte und Forschungsergebnisse zur Hospiz- und Palliativarbeit, Teil 2 = Schriftenreihe der Bundesarbeitsgemeinschaft Hospiz e.V. V/2. Wuppertal 2004 und vgl. auch Bundesarbeitsgemeinschaft Hospiz e.V. (Hg.): Hospiz schafft Wissen. Dokumentation der Fachtagung der Bundesarbeitsgemeinschaft Hospiz e.V. vom 9. November 2003 = Schriftenreihe der Bundesarbeitsgemeinschaft Hospiz e.V. VI. Wuppertal 2004.
2. Vgl. a.a.O..
3. Vgl. Kuratorium Deutsche Altershilfe. Kleine Datensammlung Altenhilfe. Köln 2003, 110 ff.

SGB V § 39a Stationäre und ambulante Hospiz-Leistungen

(1) Versicherte, die keiner Krankenhausbehandlung bedürfen, haben im Rahmen der Verträge nach Satz 4 Anspruch auf einen Zuschuss zu stationärer oder teilstationärer Versorgung in Hospizen, in denen palliativ-medizinische Behandlung erbracht wird, wenn eine ambulante Versorgung im Haushalt oder der Familie des Versicherten nicht erbracht werden kann. Die Höhe des Zuschusses ist in der Satzung der Krankenkasse festzulegen. Er darf kalendertäglich 6 vom Hundert der monatlichen Bezugsgröße nach § 18 Abs. 1 des Vierten Buches nicht unterschreiten und unter Anrechnung der Leistungen anderer Sozialleistungsträger die tatsächlichen kalendertäglichen Kosten nach Satz 1 nicht überschreiten. Die Spitzenverbände der Krankenkassen gemeinsam und einheitlich vereinbaren mit den für die Wahrnehmung der Interessen der stationären Hospize maßgeblichen Spitzenorganisationen das Nähere über Art und Umfang der Versorgung nach Satz 1; der Kassenärztlichen Bundesvereinigung ist Gelegenheit zur Stellungnahme zu geben.

(2) Die Krankenkasse hat ambulante Hospizdienste zu fördern, die für Versicherte, die keiner Krankenhausbehandlung und keiner stationären oder teilstationären Versorgung in einem Hospiz bedürfen, qualifizierte ehrenamtliche Sterbebegleitung in deren Haushalt oder Familie erbringen. Voraussetzung der Förderung ist außerdem, dass der ambulante Hospizdienst

1. mit palliativ-medizinisch erfahrenen Pflegediensten und Ärzten zusammenarbeitet sowie
2. unter der fachlichen Verantwortung einer Krankenschwester, eines Krankenpflegers oder einer anderen fachlich qualifizierten Person steht, die über mehrjährige Erfahrung in der palliativ-medizinischen Pflege oder über eine entsprechende Weiterbildung verfügt und eine Weiterbildung als verantwortliche Pflegefachkraft oder in Leitungsfunktionen nachweisen kann.

Der ambulante Hospizdienst erbringt palliativ-pflegerische Beratung durch entsprechend ausgebildete Fachkräfte und stellt die Gewinnung, Schulung, Koordination und Unterstützung der ehrenamtlich tätigen Personen, die für die Sterbebegleitung zur Verfügung stehen, sicher. Die Förderung nach Satz 1 erfolgt durch einen angemessenen Zuschuss zu den notwendigen Personalkosten, der sich insbesondere nach dem Verhältnis der Zahl der qualifizierten Ehrenamtlichen zu der Zahl der Sterbebegleitungen bestimmt. Die Ausgaben der Krankenkassen für die Förderung nach Satz 1 sollen insgesamt im Jahr 2002 für jeden ihrer Versicherten 0,15 Euro umfassen und jährlich um 0,05 Euro bis auf 0,40 Euro im Jahr 2007 ansteigen; dieser Betrag ist in den Folgejahren entsprechend der prozentualen Veränderung der monatlichen Bezugsgröße nach § 18 Abs. 1 des Vierten Buches anzupassen. Die Spitzenverbände der Krankenkassen gemeinsam und einheitlich vereinbaren mit den für die Wahrnehmung der Interessen der ambulanten Hospizdienste maßgeblichen Spitzenorganisationen das Nähere zu den Voraussetzungen der Förderung sowie zu Inhalt, Qualität und Umfang der ambulanten Hospizarbeit.

Rahmenvereinbarung nach § 39a Abs. 2 Satz 6 SGB V zu den Voraussetzungen der Förderung sowie zu Inhalt, Qualität und Umfang der ambulanten Hospizarbeit vom 03.09.2002

zwischen

den Spitzenverbänden der Krankenkassen:

- AOK-Bundesverband, Bonn,
- BKK Bundesverband, Essen,
- IKK-Bundesverband, Bergisch Gladbach,
- See-Krankenkasse, Hamburg,
- Bundesverband der landwirtschaftlichen Krankenkassen, Kassel,
- Bundesknappschaft, Bochum,
- Verband der Angestellten-Krankenkassen e.V., Siegburg,
- AEV - Arbeiter Ersatzkassen-Verband e.V., Siegburg,

und

dem Arbeiterwohlfahrt Bundesverband e. V., Bonn
der Bundesarbeitsgemeinschaft Hospiz e. V., Niederzier
dem Deutschen Caritasverband e. V., Freiburg
dem Deutschen Paritätischen Wohlfahrtsverband - Gesamtverband e. V., Frankfurt am Main
dem Deutschen Roten Kreuz, Berlin
dem Diakonischen Werk der Evangelischen Kirche in Deutschland e. V., Stuttgart
der Zentralwohlfahrtsstelle der Juden in Deutschland e. V., Frankfurt am Main

Präambel

Ziel der ambulanten Hospizarbeit ist es, die Lebensqualität sterbender Menschen zu verbessern. Im Vordergrund der ambulanten Hospizarbeit steht die ambulante Betreuung im Haushalt oder in der Familie mit dem Ziel, sterbenden Menschen ein möglichst würdevolles und selbstbestimmtes Leben bis zum Ende zu ermöglichen. Die Wünsche und Bedürfnisse der sterbenden Menschen und ihrer Angehörigen stehen im Zentrum der Hospizarbeit. Wesentlicher Bestandteil ist das Engagement Ehrenamtlicher. Durch ihr qualifiziertes Engagement leisten sie ebenso wie professionelle Mitarbeiter einen unverzichtbaren Beitrag zur Teilnahme des sterbenden Menschen und der ihm nahe Stehenden am Leben.

Die ambulante Hospizarbeit leistet einen Beitrag dazu, dass der palliative Versorgungsbedarf in seiner Art und von seinem Umfang her durch den Einsatz ehrenamtlich tätiger Personen und weitere ambulante Versorgungsformen (z. B. vertragsärztliche Versorgung) im Haushalt oder der Familie erfüllt werden kann. Das Angebot der ambulanten Hospizdienste richtet sich an sterbende Menschen, die an einer Erkrankung leiden,

- die progredient verläuft und bereits ein weit fortgeschrittenes Stadium erreicht hat,
- bei der eine Heilung nach dem Stand wissenschaftlicher Erkenntnisse nicht zu erwarten ist,
- bei der der sterbende Mensch eine palliative Versorgung und eine qualifizierte ehrenamtliche Sterbebegleitung wünscht.

Nach § 39a Abs. 2 SGB V haben die Krankenkassen ambulante Hospizdienste zu fördern, die für Versicherte, die keiner Krankenhausbehandlung und keiner vollstationären oder teilstationären Versorgung in einem Hospiz bedürfen, qualifizierte ehrenamtliche Sterbebegleitung in deren Haushalt oder Familie erbringen. Dem gesetzlichen Auftrag entsprechend haben die Spitzenverbände der Krankenkassen mit den die Interessen ambulanter Hospizdienste wahrnehmenden maßgeblichen Spitzenorganisationen in dieser Rahmenvereinbarung das Nähere zu den Voraussetzungen der Förderung sowie zu Inhalt, Qualität und Umfang der ambulanten Hospizarbeit vereinbart.

§ 1 Ziele der Förderung

Mit der Förderung leisten die Krankenkassen einen angemessenen Zuschuss zu den notwendigen Personalkosten des ambulanten Hospizdienstes für die palliativ-pflegerische Beratung durch entsprechend ausgebildete Fachkräfte sowie für die Gewinnung, Schulung, Koordination und Unterstützung der ehrenamtlich tätigen Personen, die für die Sterbebegleitung zur Verfügung stehen. Gefördert werden ambulante Hospizdienste, die für Versicherte, die keiner Krankenhausbehandlung und keiner voll- oder teilstationären Versorgung in einem Hospiz bedürfen, qualifizierte ehrenamtliche Sterbebegleitung in deren Haushalt oder Familie erbringen.

§ 2 Grundsätze der Förderung

(1) Gefördert werden ambulante Hospizdienste, die die Regelungen dieser Rahmenvereinbarung erfüllen und für Versicherte qualifizierte ehrenamtliche Sterbebegleitung in deren Haushalt oder Familie erbringen.

(2) Ambulante Hospizdienste müssen

- Teil einer vernetzten Versorgungsstruktur im regionalen Gesundheits- und Sozialsystem sein; sie arbeiten im lokalen und kommunalen Verbund mit Ini-tiativen des sozialen Engagements eng zusammen,
- seit einem Jahr bestehen und Sterbebegleitungen geleistet haben,
- unter ständiger fachlicher Verantwortung einer entsprechend ausgebildeten Fachkraft stehen,
- unter Berücksichtigung der Wahlfreiheit mit mindestens einem zugelassenen Pflegedienst und mindestens einem approbierten Arzt zusammenarbeiten, die über palliativ-pflegerische oder palliativmedizinische Erfahrungen verfügen,
- mindestens 15 qualifizierte, einsatzbereite ehrenamtliche Personen einsetzen können,
- eine kontinuierliche Praxisbegleitung/Supervision der Ehrenamtlichen gewährleisten.

§ 3 Inhalt und Umfang ambulanter Hospizarbeit

(1) Ambulante Hospizdienste erbringen Sterbebegleitung sowie palliativ-pflegerische Beratung. Angehörige und Bezugspersonen der sterbenden Menschen werden nach Möglichkeit in die Begleitung mit einbezogen. Die Behandlung der körperlichen Beschwerden (Schmerztherapie, Symptomkontrolle) obliegt zur vertragsärztlichen Versorgung zugelassenen Ärzten und zugelassenen Pflegediensten.

(2) Die ambulante Hospizarbeit soll

- die mit dem Krankheitsprozess verbundenen Leiden lindern,
- helfen, die Konfrontation mit dem Sterben zu verarbeiten und
- bei der Überwindung der in diesem Zusammenhang bestehenden Kommunikationsschwierigkeiten unterstützen.

Dazu gehören sowohl die Begleitung von sterbenden Menschen sowie deren Angehörigen und Bezugspersonen als auch die Hilfe bei der Auseinandersetzung mit Lebenssinn- und Glaubensfragen sowie die Suche nach Antworten. Dies schließt auch die Berücksichtigung sozialer, ethischer und religiöser Gesichtspunkte ein.

(3) Der Fachkraft obliegen insbesondere folgende Aufgaben:

- Koordination der Aktivitäten des ambulanten Hospizdienstes (Patientenerstbesuch, Einsatzplanung/ Einsatzsteuerung ehrenamtlich tätiger Personen)
- Gewinnung ehrenamtlicher Mitarbeiter
- Herstellung des Kontaktes zwischen den sterbenden Menschen und ehrenamtlich tätigen Personen
- Begleitung der Mitarbeiter (Praxisbegleitung zur Unterstützung/ Supervision ehrenamtlich tätiger Personen)
- Gewährleistung der Schulung/ Qualifizierung ehrenamtlich tätiger Personen
- Sicherstellung der ständigen Erreichbarkeit des Hospizdienstes, z.B. durch Organisation eines Notdienstes, an dem auch erfahrene ehrenamtliche Mitarbeiter teilnehmen.

Darüber hinaus obliegt der Fachkraft die

- palliativ/ pflegerische und psychosoziale Beratung von sterbenden Menschen und deren Angehörigen,
- Qualitätssicherung in der Patientenbegleitung,
- Zusammenarbeit in den übrigen vernetzten Strukturen (insbesondere mit dem palliativ-medizinischen Arzt bzw. palliativ-pflegerischen Pflegedienst).

(4) Die Tätigkeit der Ehrenamtlichen erstreckt sich insbesondere auf:

- Aufbau einer vertrauensvollen Beziehung
- Begleitung der sterbenden Menschen sowie deren Angehörigen und Bezugspersonen
- Hilfen beim Verarbeitungsprozess in der Konfrontation mit dem Sterben
- Unterstützung bei der Überwindung von Kommunikationsschwierigkeiten
- Hilfe bei der im Zusammenhang mit dem Sterben erforderlichen Auseinandersetzung mit sozialen, ethischen und religiösen Sinnfragen.

§ 4 Qualität der ambulanten Hospizarbeit

(1) Die ambulante Hospizarbeit ist qualifiziert zu erbringen und muss dem jeweiligen allgemein anerkannten Stand der wissenschaftlichen Erkenntnisse entsprechen. Eine ständige Weiterentwicklung der Qualität ist anzustreben.

(2) Der ambulante Hospizdienst ist dafür verantwortlich, dass Maßnahmen zur Sicherung der Qualität festgelegt und durchgeführt werden. Die individuellen Wünsche und Bedürfnisse des sterbenden Menschen sollten berücksichtigt werden um damit in der letzten Lebensphase ein Höchstmaß an persönlicher Lebensqualität zu ermöglichen.

(3) Die Sterbebegleitung unterstützt und fördert insbesondere die Selbsthilfepotenziale der Betroffenen. Dabei werden Angehörige und Bezugspersonen einbezogen. Ein geeignetes Dokumentationssy-

stem ist sachgerecht und kontinuierlich zu führen. Die Dokumentation muss insbesondere Angaben hinsichtlich des Begleitungszeitraumes und den Besonderheiten bei der Begleitung enthalten. Die Dokumentation ist beim sterbenden Menschen zu führen.

§ 5 Personelle Mindestvoraussetzungen

(1) Der ambulante Hospizdienst beschäftigt eine fest angestellte fachlich verantwortliche Kraft, die mindestens folgende Voraussetzungen erfüllt:

a) Die Erlaubnis zur Führung der Berufsbezeichnung »Krankenschwester«, »Krankenpfleger«, »Kinderkrankenschwester« oder »Kinderkrankenpfleger« entsprechend den Bestimmungen des Gesetzes über die Berufe in der Krankenpflege in der jeweils gültigen Fassung. [1]
b) Mindestens dreijährige hauptberufliche Tätigkeit in ihrem Beruf nach erteilter Erlaubnis nach Buchstabe a)
c) Abschluss einer Palliative-Care-Weiterbildungsmaßnahme für Pflegende [2]
d) Nachweis eines Koordinatoren-Seminars. [3] (40 Stunden)
e) Nachweis eines Seminars zur Führungskompetenz (80 Stunden)

(2) Andere Personen können die fachliche Verantwortung übernehmen, wenn sie folgende Voraussetzungen erfüllen:

a) Abgeschlossene Universitäts- bzw. Fachhochschulausbildung aus dem Bereich Pflege, Sozialpädagogik oder Sozialarbeit; andere abgeschlossene Studiengänge oder Berufsausbildungen sind im Einzelfall zu prüfen
b) Mindestens dreijährige der Ausbildung entsprechende hauptberufliche Tätigkeit nach Buchstabe a)
c) Abschluss einer Palliative-Care-Weiterbildungsmaßnahme für nicht Pflegende [4]
d) Nachweis eines Koordinatoren-Seminars. [3] (40 Stunden)
e) Nachweis eines Seminars zur Führungskompetenz (80 Stunden)

(3) Der Hospizdienst, der bei In-Kraft-Treten dieser Rahmenvereinbarung die in Abs. 1 und 2 genannten Voraussetzungen ganz oder teilweise nicht erfüllt, weist die Erfüllung der fehlenden Voraussetzungen bis zum 31.12.2005 nach. Kann er diesen Nachweis nicht führen, endet die Förderung mit Ablauf des Jahres 2005.

(4) Die Fachkraft kann unter Berücksichtigung der Größe und des regionalen Einzugsbereichs für mehrere ambulante Hospizdienste zuständig sein soweit die ambulanten Hospizdienste, für die sie im Rahmen dieser Kooperation tätig ist, insgesamt nicht über mehr als 50 einsatzbereite Ehrenamtliche verfügen.

§ 6 Inhalt, Dauer und Verfahren der Förderung

(1) Gefördert werden ambulante Hospizdienste, die die in dieser Rahmenvereinbarung genannten Voraussetzungen erfüllen. Die Förderung erfolgt als Zuschuss zu den Personalkosten der Fachkraft

a) für die palliativ-pflegerische Beratung
sowie
b) für die Gewinnung, Schulung, Koordination und Unterstützung der ehrenamtlich tätigen Personen.

Wird die Schulung (Aus-, Fort- und Weiterbildung) der ehrenamtlichen Personen nicht durch die Fachkraft des ambulanten Hospizdienstes sondern durch eine entsprechend qualifizierte externe Kraft erbracht, können die dafür dem ambulanten Hospizdienst entstehenden Kosten ebenfalls gefördert werden.

(2) Der Förderbetrag wird auf Grundlage von Leistungseinheiten ermittelt. Die Leistungseinheiten des einzelnen ambulanten Hospizdienstes errechnen sich, indem die Anzahl der am 31.12. des Vorjahres

einsatzbereiten ehrenamtlichen Personen mit dem Faktor 2 und die Anzahl der im Vorjahr abgeschlossenen Sterbebegleitungen mit dem Faktor 3 multipliziert und anschließend addiert werden. Zur Ermittlung des Förderbetrages je Leistungseinheit ist das Gesamtfördervolumen des Bundeslandes durch die Summe der Leistungseinheiten der zu fördernden ambulanten Hospizdienste des Bundeslandes zu dividieren. Der Förderbetrag ist auf die in Abs. 1 genannten Personalkosten begrenzt.

(3) Das Fördervolumen der jeweiligen Krankenkasse ergibt sich aus der aufgrund der amtlichen Statistiken KM1/ KM 6 zum 01.07. des Vorjahres ermittelten Zahl ihrer Versicherten multipliziert mit dem in § 39a Abs. 2 Satz 5 SGB V genannten Betrag.

(4) Die Förderung erfolgt für das Kalenderjahr.

(5) Treten im Zusammenhang mit der Berechnung und Auszahlung der Förderbeträge Unklarheiten auf, kann ein in Revisionsfragen erfahrener externer Sachverständiger die gesamten der Förderung zugrunde gelegten Daten oder einzelne Daten auch durch Einsichtnahme vor Ort überprüfen. Die Kosten des Sachverständigen sind vom Antragsteller zu tragen soweit sich die Krankenkassen und die ambulanten Hospizdienste nicht auf einen anderen Verteilungsmodus generell oder im Einzelfall verständigen.

(6) Den Krankenkassen bleibt es unbenommen, in Ergänzung dieser Rahmenvereinbarung mit den für die Wahrnehmung der Interessen der ambulanten Hospize im Land maßgeblichen Spitzenorganisationen Vereinbarungen zu treffen. [5]

§ 7 Durchführung und Vergabe der Förderung

Die Anträge auf Förderung nach dieser Rahmenvereinbarung sind bis zum 31.03. des laufenden Kalenderjahres an die Krankenkassen bzw. die von ihnen bestimmte Stelle zu richten. Die Krankenkassen bzw. die von ihnen bestimmte Stelle prüfen nach dieser Rahmenvereinbarung die Voraussetzungen für die Förderung, ermitteln die Förderbeträge und zahlen diese bis spätestens 30.06. des laufenden Kalenderjahres aus.

§ 8 In-Kraft-Treten und Kündigung

(1) Diese Rahmenvereinbarung tritt am 01.01.2002 in Kraft.

(2) Diese Rahmenvereinbarung kann von den Vertragsparteien mit halbjähriger Frist zum Ende des Kalenderjahres gekündigt werden, frühestens zum 31.12.2005. Bis zum Abschluss einer neuen Vereinbarung gilt diese Rahmenvereinbarung weiter.

(3) Die Partner der Rahmenvereinbarung verständigen sich darauf die in § 6 Abs. 2 genannte Förderregelung im Jahre 2005 einer Überprüfung zu unterziehen.

(4) Sollten einzelne Bestimmungen dieser Rahmenvereinbarung nichtig sein oder durch gesetzliche Neuregelungen ganz oder teilweise unwirksam werden, so wird hierdurch die Wirksamkeit der Rahmenvereinbarung im Übrigen nicht berührt. Tritt ein solcher Fall ein, verständigen sich die Partner der Rahmenvereinbarung unverzüglich über die notwendigen Neuregelungen.

§ 9 Übergangsregelung

Für das Jahr 2002 sind abweichend von § 7 die Förderanträge bis zum 31.10.2002 einzureichen. Die für das Jahr 2002 zu beanspruchenden Förderbeträge werden bis spätestens 30.12.2002 ausgezahlt.[6]

AOK-Bundesverband
Bonn, den　　　_____

BKK Bundesverband
Essen, den　　　_____

IKK-Bundesverband
Bergisch Gladbach, den　_____

See-Krankenkasse
Hamburg, den　　_____

Bundesverband der
landwirtschaftlichen Krankenkassen
Kassel, den　　　_____

Bundesknappschaft
Bochum, den　　_____

Verband der Angestellten Krankenkassen e. V.
Siegburg, den　　_____

AEV - Arbeiter-Ersatzkassen-Verband e. V.
Siegburg, den　　_____

Arbeiterwohlfahrt Bundesverband e. V.
Bonn, den　　　_____

Bundesarbeitsgemeinschaft Hospiz e. V.
Niederzier, den　_____

Deutscher Caritasverband e. V.
Freiburg, den　　_____

Deutscher Paritätischer Wohlfahrtsverband -
Gesamtverband e. V.
Frankfurt am Main, den　_____

Deutsches Rotes Kreuz
Berlin, den　　　_____

Diakonisches Werk der Evangelischen Kirche
in Deutschland e. V.
Stuttgart, den　　_____

Zentralwohlfahrtsstelle der Juden in
Deutschland e. V.
Frankfurt am Main, den　_____

Anmerkungen:

1. Nach übereinstimmender Auffassung der Vereinbarungspartner auf Bundesebene soll in den Ländern, in denen die Verträge nach § 132a Abs. 2 SGB V als verantwortliche Pflegefachkraft auch Personen anerkennen, die die Erlaubnis zur Führung der Berufsbezeichnung »Altenpflegerin/ Altenpfleger« mit staatlicher Anerkennung aufgrund einer landesrechtlichen Regelung nach dreijähriger Ausbildung besitzen, auch diese Qualifikation für die Erfüllung der Voraussetzungen nach § 5 Abs. 1 Buchstabe a) dieser Rahmenvereinbarung ausreichend sein.
2. Curriculum Palliative Care; Kern, Müller, Aurnhammer, Bonn oder andere nach Stundenzahl und Inhalten gleichwertige Curricula. Eine dreijährige Tätigkeit auf einer Palliativstation, in einem stationären Hospiz oder in einem Palliativpflegedienst entspricht diesem Nachweis und wird anerkannt.
3. Eine dreijährige Tätigkeit als Koordinator in einem Hospizdienst unter regelmäßiger Supervision entspricht diesem Nachweis und wird anerkannt. Andere Anerkennungen müssen im Einzelfall geprüft werden.
4. Vgl. Anmerkung 2.
5. Die Vereinbarungspartner sind sich darin einig, dass die Finanzierungsmodalitäten am einfachsten bei Bildung eines Finanzierungspools auf Landesebene zu handhaben sind.
6. Als Quelle für den Gesetzestext des § 39a SGB V ist hier das Bundesgesetzblatt und für den Text der Rahmenvereinbarung die Bundesarbeitsgemeinschaft Hospiz e. V. zu nennen.

BUNDES-HOSPIZ-ANZEIGER
für eine öffentliche Information über die palliative Versorgung am Lebensende im Deutschen Gesundheitswesen

Der BUNDES-HOSPIZ-ANZEIGER ist ein bundesweites Informationsmedium rund um aktuelle Entwicklungen der Versorgung und Begleitung von Menschen in der letzten Lebensphase.

In ihm kommen wichtige Organisationen und (verbands)-politische Kräfte zu Wort, deren Verantwortung es ist, fachlich adäquat und mit menschlichem Antlitz die Gestaltung der letzten Phasen des Lebens zu begleiten und für angemessene Rahmenbedingungen zu sorgen.

Neben der Politik erreicht der BUNDES-HOSPIZ-ANZEIGER, der von dem Dachverband der Hospiz- und Palliativeinrichtungen in Deutschland (Bundesarbeitsgemeinschaft Hospiz e.V.) herausgegeben wird, aber auch die breite Medienlandschaft in der Presse und den relevanten Fachzeitschriften.

Einzelausgabe: 2,50 EUR
Jahresabonnement: 15,00 EUR

(erscheint mit 6 Ausgaben pro Jahr)

(Preise zzgl. Versandkosten)

Erhältlich beim Verlag:
der hospiz verlag, Gertrudenstr. 15,
42105 Wuppertal
Faxbestellung: 0202 / 49 38 301
oder per E-Mail:
bundeshospizanzeiger@
hospiz-verlag.de

Qualitätshandbuch:

SORGSAM

Qualitätshandbuch für stationäre Hospize

Das HOSPIZ-Qualitätshandbuch für Organisation und Einrichtung eines stationären Hospizes.

Wissen und Qualität der Betreibung eines stationären Hospizes wird hier systematisch dargestellt in Form von Flussdiagrammen, Checklisten, Audithilfen, allen benötigten Grundinformationen uvm..

Unter Mitwirkung von 40 Hospizen und Expertinnen und Experten der Fachverbände erarbeitet.

Enthält eine CD mit gesetzl. Rahmenvereinbarungen, Mustertexten und Materialien zur eigenen Qualitätssicherung und weiterer Fortbildungs- und Vortragstätigkeit.

Das zukunftige Grundinstrumentarium zur Qualitätssicherung der stationären Hospizarbeit in Deutschland.

ISBN: 3- 9 - 808 351 - 5 - 4

Preis: 68,50 EUR

Erhältlich im Buchhandel
oder schriftlich per
Faxbestellung: 0 202/ 49 38 301
oder im Internet:
www.hospiz-verlag.de

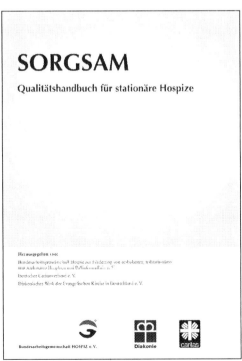